# RECUEIL D'OBSERVATIONS

## SUR DES CAS

# DE GROSSESSES

## DOUTEUSES,

PRÉCÉDÉ

## D'UNE INTRODUCTION CRITIQUE

## SUR LA MANIÈRE D'EXPLORER;

PAR

## G. J. SCHMITT,

PROFESSEUR D'ACCOUCHEMENS A VIENNE;

*Traduit de l'allemand*

PAR

## J. A. STOLTZ,

D. M., CHEF DE CLINIQUE A LA FACULTÉ DE MÉDECINE DE STRASBOURG.

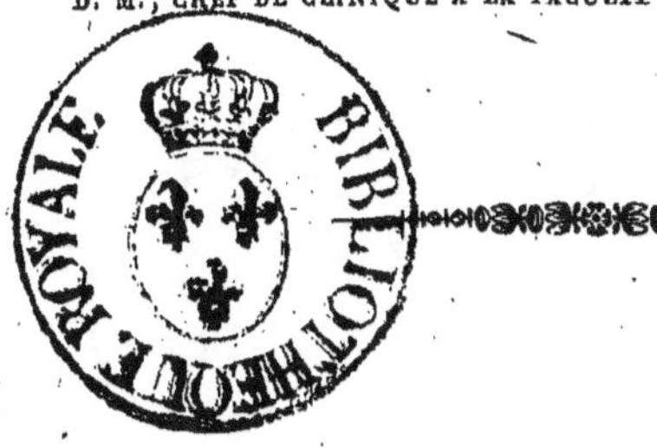

## STRASBOURG,

CHEZ **FÉVRIER**, LIBRAIRE, RUE DES HALLEBARDES, N° 23.

## 1829.

STRASBOURG, IMPRIMERIE DE M^{me} V^c SILBERMANN,
PLACE SAINT-THOMAS, N° 3.

A MONSIEUR

# R. P. FLAMANT,

PROFESSEUR D'ACCOUCHEMENS, DE MALADIES DES FEMMES ET DES ENFANS A
LA FACULTÉ DE MÉDECINE DE STRASBOURG, MEMBRE CORRESPONDANT DE
L'ACADÉMIE ROYALE DE MÉDECINE DE PARIS, DE CELLE DE BRUXELLES, ETC.

*Son disciple dévoué,*

*J. A. Stoltz.*

# AVANT-PROPOS

**DU TRADUCTEUR.**

Le désir d'être utile aux étudians de notre faculté a été le mobile qui m'a engagé à traduire ce livre d'un des meilleurs accoucheurs de l'Allemagne. L'auteur lui-même l'a destiné aux commençans et aux jeunes praticiens. Cependant il renferme un grand nombre de préceptes qui ne seront pas dédaignés par des praticiens accomplis, et qui seront surtout utiles aux médecins qui n'ont pas fait une étude spéciale de l'art des accouchemens. Les auteurs allemands qui ont écrit sur les maladies des femmes le regardent comme un ouvrage précieux. Je souhaite que les médecins français le lisent avec attention, et ils en porteront également un jugement favorable.

J'ai cherché à rendre fidèlement les idées de l'auteur : ainsi on ne peut me reprocher la diction allemande qui est évidente dans ma traduction, surtout si l'on se rappelle que l'original fut écrit à Vienne, et qu'il règne aujourd'hui en Allemagne une manière de s'exprimer qui s'éloigne de plus en plus de celle reçue en France. Il suffit d'ailleurs qu'un livre qui doit être instructif soit intelligible, et que les faits qu'il renferme soient exacts. En ajoutant quelques notes, je n'ai pas eu la prétention de le rendre plus utile, moins encore de rectifier ou d'éclaircir le texte; mon intention était de mettre un peu plus de clarté dans l'ensemble de ce petit ouvrage.

# PRÉFACE

## DE L'AUTEUR.

—

L'art d'explorer est un des attributs les plus essentiels d'un accoucheur praticien. Il faut l'apprendre, comme tous les arts, par l'instruction et par l'exercice. L'instruction est nécessaire comme préparation à l'art; mais elle n'est pas l'art lui-même, et ne fait point l'artiste. L'exercice seul développe le génie, le forme et l'accomplit où il existe. C'est par l'exercice qu'on acquiert de l'expérience : là où cette dernière manque, la théorie ne sert à rien, et une simple sage-femme, qui a vieilli dans la pratique, confond le plus grand théoricien. Il est déplorable que ces vérités ne soient pas encore bien connues, ou du moins qu'elles ne soient pas appréciées à leur valeur dans l'enseignement; il est plus déplorable encore que là où ces vérités sont reconnues, on n'agisse pas toujours d'après ces principes. Dans des établissemens pratiques, même dans ceux où l'étudiant ne manque pas d'occasions pour s'exercer dans le toucher, se rencontrent rarement des cas de grossesse qui, sous le rapport diagnostique, demandent un tact plus exercé; mais on en trouve d'autant plus fréquemment dans la pratique civile, et le jeune accoucheur ne peut pas éviter les occasions qui mettent à l'épreuve son expérience dans l'exploration, avant qu'il en ait acquis par l'exercice. Combien d'années ne lui faut-il pas jusqu'à ce qu'il en possède suffisamment! A combien d'illusions et de méprises n'est-il pas exposé en attendant!

Ces considérations m'ont déterminé à publier ce livre. Il contient les cas d'exploration qui se sont présentés depuis quelques années dans ma pratique. Je les transcris comme ils se trouvent dans mon journal. Comme je n'écris pas pour des maîtres de l'art, mais pour des commençans, je n'ai pas cru nécessaire de faire d'abord un choix très-sévère. Pour le commençant tout est instructif, même ce qui est le plus simple et ce que l'on voit tous les jours. C'est à lui qu'il importe principalement, 1° de connaître les conditions qui rendent une grossesse douteuse qui fait naître un examen dans la pratique obstétricale;

2° de voir dans la conduite attentive et modeste du praticien expérimenté le besoin d'être lui-même prudent et circonspect, pour éviter les écueils d'un jugement inconsidéré et tranchant; 3° de savoir apprécier et distinguer à leur juste valeur et suivant leur utilité pratique le grand nombre de signes de la grossesse admis dans les écoles; 4° enfin, d'apprendre à profiter des fautes des maîtres pour s'en garantir lui-même, en supposant que le maître ait le courage de les avouer sincèrement.

Quant à ce qui regarde particulièrement le troisième point, plus d'un théoricien, peut-être même plus d'un praticien, ne seront pas contens de ce qui en est dit dans ces pages; peut-être seront-ils tentés de taxer l'auteur de partialité, de légèreté et même d'ignorance de la valeur séméiotique de certains phénomènes regardés généralement comme des signes de grossesse. Mais ce reproche ne me sera pas applicable, quand on considérera que dans ce moment je ne fais pas le rôle d'un professeur, mais celui d'un praticien, et que les observations que je fournis n'ont pas été faites dans un institut clinique, mais dans la pratique civile, enfin, que sous des rapports de la dernière espèce, il importe peu comment le problème est résolu, pourvu qu'il le soit. Dans ces cas, le praticien laisse passer bien des choses qu'il sait ne pas conduire au but, et tient à celles qui sont essentielles et décisives. Mon intention n'était pas du tout d'écrire un traité savant sur les signes de la grossesse, nous en possédons déjà un assez grand nombre, pas même une instruction scolastique sur la manière d'explorer, ce qui est la tâche du professeur de clinique; je voulais seulement raconter nettement et fidèlement ce qui s'est présenté de relatif à ce point dans ma pratique particulière, et, par les résultats que j'en ai obtenus, aplanir les difficultés que le jeune accoucheur peut rencontrer dans cette sphère de ses occupations.»

Tous les praticiens conviennent que l'on éprouve souvent des difficultés très-grandes à déterminer l'existence d'une grossesse douteuse, et il y a certainement peu de maîtres de l'art qui puissent se vanter de n'avoir jamais commis d'erreurs à ce sujet. On peut même dire que ce sont précisément les maîtres qui sont plus exposés que d'autres à en commettre, parce qu'ils connaissent par expérience la diversité des phénomènes de la grossesse, et que, par une appréhension scientifique et une vue lointaine, ils ne voient souvent pas ce qui est tout près d'eux et ce qui est la vérité. Il arrive même quelquefois que l'artiste, engagé dans le mauvais chemin, est si ébloui, qu'il n'est plus susceptible de reconnaître la vérité, quoiqu'elle soit exposée au grand jour. Alors la fausse représentation est devenue une sorte d'idée fixe qui repousse constamment un meilleur aperçu. Je me suis trouvé deux fois avec des maîtres de l'art pour examiner des femmes qui se croyaient enceintes, mais qui ont été induites à en douter par l'observation de phénomènes équivoques. Chez une de ces femmes qui pensait être grosse de quatre mois, l'exploration donna des résultats si manifestes de l'existence d'une grossesse véritable, que pas un accoucheur tant soit peu instruit eût pu en avoir le moindre doute. Néanmoins le confrère qui avait été consulté en même temps refusa absolument de l'admettre. Peu de temps après, la femme sentit les mouvemens de son enfant. Il crut que c'était une illusion, et saisit cette occasion pour rendre de plus jeunes praticiens attentifs à l'incertitude de ce phénomène. Un mois avant que cette personne n'accouchât, il riait encore de la méprise que j'avais commise, jusqu'à ce que l'accouchement mît un terme définitif à cette controverse ridicule. Dans le second cas, un maître avait tellement inoculé sa supposition de grossesse (qui était devenue une idée fixe chez lui), à une femme de qualité qui aurait voulu avoir des enfans, qu'elle faisait déjà les préparatifs pour son accouchement, et se procura des langes pour envelopper l'enfant. Mais parce que le terme était écoulé, et que les signes de la grossesse devenaient toujours plus douteux, que la famille perdit patience et voulut savoir où elle en était, on me consulta sans me donner le moindre renseignement sur ce qui s'était passé. Je conclus pour la non-existence de la grossesse. Alors seulement on trouva bon de m'initier dans le secret. Je demandai de suite à consulter avec ce maître et un autre accoucheur expérimenté, qui devait décider la question. Ce dernier jugea comme moi, et le maître dont il s'agit recouvra sa présence d'esprit.

Que le Ciel préserve le médecin d'idées fixes, et tout praticien de la nécessité d'une consultation avec des confrères qui en ont! Le préservatif consiste dans une méfiance discrète de soi-même et dans une humble reconnaissance que tout savoir humain est sujet à la défectuosité, et l'expérience individuelle insuffisante pour épuiser l'infinité des formes sous lesquelles s'offre la nature organique. Il y a des états qui sont si compliqués, qu'il est impossible, même avec beaucoup d'expérience et une grande dextérité dans l'exploration obstétricale, de porter sur eux un jugement déterminé. Celui qui avoue son ignorance dans ces cas, ne peut perdre que dans les yeux des moins instruits. Est-on obligé de se prononcer, il faut au moins éviter de le faire catégoriquement, et se garantir d'une erreur, en motivant la possibilité d'une illusion. Il est moins humiliant d'avouer son ignorance que de vouloir faire parade d'un savoir qui est ensuite démenti. La grande idée de soi-même et celle d'être devenu un maître accompli, est souvent la seule cause qui joue à l'artiste le mauvais tour de lui faire méconnaître ce qui est trivial et ce qui n'échappe pas au vulgaire. Dans la pratique des accouchemens, qui laisse peu de champ à une théorie empirique, il faut bien se garder de cette fierté, de cette ambition de surpasser la manière de voir ordinaire, et de réveiller l'attention par une singularité *géniale* des résultats. Comme accoucheur praticien, j'ai fait l'observation que les sages-femmes expérimentées, c'est-à-dire celles qui réunissent à de bonnes dispositions une pratique étendue et longue, acquièrent beaucoup de justesse dans le tact et une grande dextérité dans l'exploration; et comme instructeur de sages-femmes, je me suis convaincu qu'il est plus facile d'apprendre l'art d'explorer aux femmes qu'aux jeunes gens de notre sexe, surtout à ceux qui, avec beaucoup d'imagination et un penchant pour les connaissances spéculatives, ont peu de talent technique, et sont ordinairement de grands théoriciens. Des têtes fantastiques ne sont en général pas faites pour observer la nature dans ses phénomènes; car, pour cela, il faut un sens fin mais non préoccupé, et beaucoup de présence d'esprit.

Ce qui a été dit peut suffire pour faire connaître au lecteur le but de cet écrit. Déjà le titre et l'épigraphe annoncent ce but d'une manière si claire, qu'il sera compris par tous ceux qui le voudront bien. Celui qui écrit pour des commençans ne veut qu'être utile. Je laisse juger d'autres personnes si j'ai vraiment fait quelque chose de semblable en publiant ce livre. La ferme volonté d'être utile ne garantit cependant pas un auteur du danger de faire paraître un ouvrage qui n'aurait pas dû voir le jour. Si je me suis trompé dans mon espérance, une critique juste me ramènera dans le bon chemin, avec cette déférence que l'on doit au mérite de vouloir faire le bien sans prétention.

Il sera à peine nécessaire d'avertir les lecteurs critiques qui ne sont pas mal intentionnés (*neque enim soli judicant qui maligne legunt* [PLINIUS]), que la division et l'ordre des grossesses apparentes d'après des rapports d'analogie ou de ressemblance, n'est pas nosologique, mais doit seulement servir à en faciliter l'aperçu. Ces mêmes critiques ne seront pas scandalisés non plus de trouver dans ces pages, dans les observations particulières comme dans l'introduction, de temps en temps des choses qui ne sont pas du ressort des commençans. Je n'appréhende rien à cause de cela pour l'utilité de mon écrit, qui doit être instructif, mais non classique. J'espère même que des commençans dans l'art d'explorer, comme je me les représente et comme je voudrais qu'ils fussent, me sauront gré de ce qu'ils trouveront de plus qu'ils n'attendaient; ce sont des choses qui, si elles n'appartiennent pas directement à l'art d'explorer, intéressent néanmoins l'explorateur, et qui pourront rendre mon petit ouvrage agréable à des médecins qui ne sont pas accoucheurs.

----

« Hoc autem velim omnes tenere et scire, me scripsisse tironibus, « non excellentibus in arte Professoribus, nec peritis atque exercitatis « magistris, quibus in hoc libello plura leviora et vix commemoratione « digna videbuntur, quæ tamen discentium in gratiam- -repetenda fue= « runt. »

J.-Z. PLATNER.

# INTRODUCTION CRITIQUE

SUR

# LA MANIÈRE D'EXPLORER.[1]

Il est généralement connu que les phénomènes que l'on prend pour des signes de grossesse sont très-nombreux et très-variés. Le degré inégal de leur valeur séméiotique les a fait distinguer en *certains* et *probables* (sensibles et rationnels,

---

[1] *L'exploration* dans l'art des accouchemens, ou *l'examen obstétrical,* est l'opération par laquelle on cherche à constater, 1° la bonne ou mauvaise conformation des organes de la génération, ou d'autres parties plus ou moins intéressées dans l'exercice de quelques-unes de leurs fonctions; 2° des changemens plus ou moins sensibles survenus dans ces mêmes organes; 3° la présence de produits nouveaux, soit physiologiques, soit pathologiques; tel en est le but. L'opération elle-même consiste dans l'emploi de tous les moyens d'investigation connus pour y parvenir. Le mot *toucher,* qu'on applique ordinairement à cette opération, est impropre, parce qu'il restreint beaucoup trop ses limites, surtout comme on le définit le plus souvent.

(*Note du traducteur.*)

2

nécessaires et accidentels; particuliers et géné
raux).

Il ne peut pas être question ici de signes probables; car, lorsque, dans la pratique, on a lieu
de douter de l'existence d'une grossesse véritable,
quand on en voit seulement les apparences, on
doit chercher à obtenir un résultat certain qui
dissipe tous les doutes, et ce résultat ne peut être
obtenu qu'en se laissant guider par des signes
dont la valeur n'est point équivoque. Des personnes de l'art seules peuvent résoudre un pa-
reil problême, parce qu'elles seules connaissent
et savent apprécier la valeur séméiotique de tous
les prétendus signes de la grossesse, et peuvent
choisir parmi le nombre ceux qui sont les plus
constans et les moins trompeurs. Mais tous ceux
qui ont été rangés par les auteurs dans cette
catégorie n'ont pas ces caractères. Sous le rapport pratique, il faut donc encore distinguer les
signes que l'on a appelé certains en ceux dont la
valeur est bien déterminée et en ceux dont elle
l'est beaucoup moins.

On ne doit regarder comme signes infaillibles
de la grossesse que des phénomènes qui ne man-
quent jamais de se manifester pendant son cours,
qui ont toujours la même signification, qui peuvent être découverts par les moyens d'investigation
connus, et qui tombent, par conséquent, sous les

sens de l'explorateur. Parmi tous les signes qu'on appelle ordinairement *certains* (sensibles), il n'y en a à proprement parler que deux qui aient cette qualité et qui méritent le nom de *criterium*. Ce sont le développement de la matrice et la sensation des parties du fœtus. Le premier sert principalement dans les quatre premiers mois; le second, dans la seconde moitié de la grossesse.

Peu d'auteurs ont fixé leur attention sur ces deux signes, autant qu'ils le méritent. Je veux indiquer ceux qui ont le plus apprécié leur valeur. Rœderer [1] attache le plus grand poids à l'exploration du bas-ventre, pour reconnaître la grossesse depuis le troisième jusqu'au cinquième mois, et enseigne ce qui suit : « Après le troisième mois, la matrice s'élève au-dessus du détroit supérieur, augmente de plus en plus de volume, et distend le bas-ventre; mais comme la saillie de l'abdomen, effet d'une maladie, pourrait être confondue avec celle qui accompagne la grossesse, il faut explorer soigneusement la femme, pour ne pas prendre un accroissement maladif pour celui produit par le développement de l'utérus. La simple

---

[1] *Anfangsgründe der Geburtshülfe, mit einer Vorrede, Anmerkungen und Zusätzen, von Hrn. Hofrath D$^r$ Henckenius.* Jena, 1703, §. 157.

inspection ne rendant pas la chose évidente, il faut avoir recours au toucher. Ainsi, pour s'assurer du véritable état des choses, il faut s'y prendre de la manière suivante : la femme étant encore à jeun, il faut la faire uriner et la faire aller à la selle; puis elle doit se coucher sur le dos, de manière que les lombes soient plus enfoncées que la tête et les pieds; elle doit approcher les talons des fesses, pour relâcher la paroi abdominale; le médecin place ensuite sa main transversalement sur le bas-ventre, de façon que le petit doigt se trouve près du pubis et le pouce près de l'ombilic; puis il engage la femme à faire de profondes inspirations, pour mettre les parois du bas-ventre en mouvement; et, pendant l'expiration, il presse légèrement sur la région sur laquelle sa main est placée. S'il *sent, en exécutant ce dernier procédé, une tumeur ronde et dure au-dessus du pubis, il peut être convaincu que c'est la matrice développée;* si le bas-ventre était distendu par une autre tumeur, on la trouverait à un autre endroit, ou elle serait égale, non circonscrite, et remplirait toute la cavité abdominale. » (§. 150.)

Dans les paragraphes suivans, il indique les signes particuliers au moyen desquels on distingue les hydropisies du bas-ventre et la tympanite, de la matrice développée, et le paragraphe est terminé par la remarque très-importante, qu'il est difficile de constater la grossesse accompagnée d'ascite, et que pour y parvenir il faut examiner le col de l'utérus.

Baudelocque n'attache pas une moindre importance à cette exploration, et s'efforce d'en faire sentir la nécessité et les avantages théoriquement et pratiquement; il indique deux méthodes exploratoires, qui reposent plus ou moins sur les mêmes principes. La première a pour but de rendre la grossesse évidente dans les trois premiers mois, et consiste à faire coucher la femme horisontalement sur le dos, à introduire le doigt dans le vagin jusqu'au col utérin, à soulever la matrice, en même temps que l'autre main, appliquée sur la région hypogastrique, presse à des fois réitérées, écarte les intestins grêles du fond de l'organe, « jusqu'à ce qu'*on sente un corps ferme et rond qui est poussé contre le doigt introduit dans le vagin. Ce corps est la matrice développée, dont les dimensions donnent l'échelle proportionnelle de l'avancement de la grossesse.* [1] » La seconde méthode est basée sur des lois

<hr>

[1] Voici comment s'exprime Baudelocque, §§. 381 et 382 de son *Art des accouchemens*, 3ᵉéd. t. I, p. 163 : « Après avoir parcouru la surface de cette partie (du museau de tanche), pour

hydrostatiques; elle consiste à mettre en mouvement le fœtus nageant dans l'eau de l'amnios; ce qui, d'après son propre aveu, ne fournit cependant pas des résultats certains avant le troisième ou quatrième mois, n'étant par conséquent d'aucune valeur avant cette époque. Je veux citer ses propres paroles : « Pour exciter et distinguer ce ballottement, on avance l'extrémité du doigt introduit dans le vagin sur le corps de la matrice, près la base du museau de tanche, ou le plus haut possible, soit en devant, soit en arrière, et on applique l'autre main au-dessus du pubis,

---

prendre une idée de sa forme, de sa longueur, de son épaisseur, de sa densité et de l'état de son orifice, on agite un peu la matrice, afin de juger de sa pesanteur et de sa mobilité, puis on tâche de la fixer entre le doigt dont il s'agit, et l'autre main appuyée sur le bas-ventre, pour en connaître à peu près la longueur et le volume. „

« Pour parvenir à fixer ainsi la matrice, on la repousse en haut, au moyen du doigt introduit dans le vagin, postérieurement au museau de tanche, tandis que de l'autre main on déprime les enveloppes du bas-ventre, au-dessous de l'ombilic, en observant d'écarter de droite et de gauche les intestins grêles par une pression et des mouvemens convenables, jusqu'à ce qu'on rencontre un corps solide qui réponde au premier doigt. Ce corps est celui de la matrice dont on estime aisément la longueur, soit par habitude, soit par son approximation de la symphyse des pubis. „

*(Note du traducteur.)*

afin de fixer le fond de ce même viscère; alors on l'agite alternativement de l'une et de l'autre part, c'est-à-dire du doigt et de la main, jusqu'à ce qu'on distingue le mouvement dont il s'agit. Dans un temps plus avancé de la grossesse, la secousse communiquée par la main appliquée sur le ventre n'est plus nécessaire pour découvrir ce mouvement de ballottement, parce que l'enfant étant plus pesant, retombe plus vîte sur le point de la matrice d'où le doigt introduit dans le vagin l'avait éloigné. La femme doit *être debout* pendant toutes ces recherches; car la situation horizontale en augmenterait les difficultés, le corps de l'enfant s'éloignant alors du col de la matrice en raison de ce que la poitrine de la femme devient plus basse relativement au bassin. » ( *Art des Accouchemens,* 3ᶜ éd., t. Iᵉʳ, p. 167 — 168, §. 95 et suiv. [1] ) Je n'ai jamais essayé ce dernier procédé, que je regarde en partie comme superflu, et en partie comme hasardeux.

Parmi les accoucheurs et professeurs les plus modernes, jouissant de quelque autorité, le savant Jœrg a traité cette partie le plus profondément, et d'une manière très-avantageuse pour

---

[1] *Anleitung zur Entbindungskunst, zweite Ausgabe, mit Bemerckungen, von Ph. Frid. Meckel.* Leipzig, 1701. B. I, Th. 1, Kap. 3, §. 4, S. 259.

l'instruction. Dans le paragraphe 109 de son *Manuel des sages-femmes* [1] il s'exprime de la manière suivante : « L'exploration obstétricale se rapporte donc principalement à l'examen de la matrice et de l'œuf. Quant à la première, nous cherchons surtout à nous assurer du développement de son corps et de son fond, du raccourcissement du col et de l'état de l'orifice. En examinant l'œuf, nous dirigeons notre attention sur le fœtus et sur ses mouvemens, sur les eaux de l'amnios, et quelquefois aussi sur le placenta. La distension de l'utérus, la hauteur de son fond, ainsi que la présence du fœtus, se découvrent par l'examen extérieur. *Pour cela nous plaçons la main sur le bas-ventre, et nous trouvons derrière la paroi abdominale, la matrice sous forme d'un corps dur. On distingue facilement en elle les eaux et le fœtus, si la paroi du ventre n'est pas trop épaisse, ou surchargée de graisse.* Nous reconnaissons la présence des eaux de l'amnios par la plus ou moins grande facilité avec laquelle nous ballottons le fœtus. S'il y en a beaucoup, le ballottement est facile, il l'est beaucoup moins, ou pas du tout, quand il y en a peu; aussi la matrice est-elle plus dure au toucher dans ce

---

[1] *Lehrbuch der Hebammenkunst*, Leipzig, 1814; in-8°, nouvelle édition, 1821.

dernier cas. Le col de l'utérus ne peut être examiné que par l'exploration interne, etc., etc. Dans le paragraphe 111, il fait aussi mention de l'exploration externe et interne faites simultanément, mais seulement pour faire naître le mouvement mécanique (par pression et secousses) et le mouvement organique du fœtus [1], quand il est vivant; ce qui ne s'entend que des derniers mois, et doit, par conséquent, plutôt servir à constater la vie du fœtus que la grossesse en général. Cet objet a encore été traité avec plus de détail par M. le professeur Jœrg, dans son *Manuel pour les médecins légistes et pour les accoucheurs.* [2]

Il est certain que c'est uniquement par cette voie, et par aucune autre, qu'une grossesse douteuse peut être découverte, et, autant qu'il est possible, rendue évidente. Tous les autres phénomènes regardés comme des signes d'un état de grossesse, sont, sous le rapport séméiotique,

---

[1] On distingue ordinairement les mouvemens du fœtus en *actifs* et *passifs,* ce qui est un véritable contresens. Ils sont ou *propres,* quand le fœtus se meut lui-même, ou *communiqués,* quand on lui imprime des mouvemens, quand on le ballotte. L'auteur les appelle *organiques* et *mécaniques.*

(*Note du traducteur.*)

[2] *Taschenbuch für gerichtliche Aerzte und Geburtshelfer.* Leipzig, 1814.

beaucoup inférieurs à ceux indiqués, et ne donnent pas cette sûreté dont le praticien a besoin quand il veut hasarder une sentence déterminée. Parmi ces derniers, on compte l'engorgement de la partie antérieure du segment inférieur de l'utérus, le raccourcissement du col, un changement dans la forme, et la mollesse de la portion vaginale, l'égale longuenr de ses lèvres, l'arrondissement de l'orifice externe, qui, de transversal qu'il était, est devenu orbiculaire; un changement dans la position et dans le poids de l'utérus, l'engorgement et la chaleur augmentés dans le vagin, etc. Tous ces signes sont en partie trop peu caractéristiques pour qu'on puisse s'y fier, et baser sur eux un jugement certain (d'abord, parce que quelques-uns se rapprochent des variétés de l'état normal, ou parce qu'on les observe aussi dans d'autres états physiologiques de la femme, comme, par exemple, peu avant ou après la menstruation, et en second lieu, parce que plusieurs d'entre eux sont quelquefois des symptômes d'états anormaux et maladifs de l'utérus et du vagin); en partie leurs nuances sont si délicates et donnent des perceptions si légères, que l'explorateur plus exercé n'est pas même sûr de ne pas s'être trompé, et connaissant ce danger, il se tiendra en garde de baser sur eux un jugement décisif.

Plusieurs des cas que je rapporte dans la suite, et qui se sont présentés à moi dans le cours de ma pratique, font voir qu'on n'ose pas même se fier à un des signes les plus positifs, je veux dire aux mouvemens du fœtus ressentis par la mère. L'imagination, qui montre si souvent à l'homme ce qu'il aime voir et ce qu'il souhaite, trompe bien des femmes, en leur faisant prendre pour des mouvemens du fœtus chaque mouvement qui a lieu dans les intestins, ou qui dépend du déplacement de quelque organe renfermé dans le bas-ventre. Cette illusion est quelquefois si forte et si durable, qu'elle dégénère en une idée fixe, dont beaucoup de femmes, même de celles qui ont eu des enfans, ne peuvent se délivrer. Chez des personnes non mariées, pour lesquelles la grossesse est une horreur, on observe le contraire ; celles-ci, ou ne veulent rien savoir du tout des mouvemens d'un enfant, ou se font illusion à elles-mêmes, et s'expliquent si confusément et d'une manière si indéterminée, qu'on ne sait pas où l'on en est ; quelquefois même, pour des motifs de bienséance, on n'ose pas toucher ce point, ni faire une question qui y soit relative. Les observations nombreuses qui m'ont appris combien peu l'on peut se fier à ce signe, m'ont conduit à ne plus y attacher aucune importance et aucun prix ; de sorte que je suis persuadé qu'il ne vaut pas la peine de faire une demande semblable. C'est toujours un mauvais présage, quand une femme qui a déjà eu des enfans, et qui se croit actuellement enceinte, ajoute aux protestations qu'elle fait de ressentir l'enfant, que cependant cette sensation est autre que celle qu'elle a éprouvée dans ses grossesses précédentes.

Un signe, que j'ai trouvé beaucoup moins trompeur, c'est la suppression de la menstruation. Quelque fondée que soit l'assertion que, dans des cas particuliers, la menstruation peut coexister avec un état de véritable grossesse, il n'en est pas moins vrai que cela n'a pas lieu ordinairement, et qu'une exception à cette dernière règle est un des phénomènes les plus rares de cet état. Autant de fois donc qu'on l'observe, elle élève avec raison le soupçon d'une illusion, et doit être jugée avec bien plus de circonspection que la suppression du flux menstruel chez une femme non mariée, parce que ces suppressions se rencontrent véritablement bien plus fréquemment que l'exception dont il s'agit. Parmi tous les cas de grossesses douteuses que j'ai notés, et dans lesquels les règles se montraient plus ou moins régulièrement, il n'y en a pas un où la grossesse ait réellement existé; le cas contraire donne moins d'assurance, parce que chez des personnes mariées et non mariées, des accidens variés peuvent déranger cette excrétion et la supprimer.

Les manœuvres qu'on emploie dans la méthode exploratoire dont il est question ici s'entendent d'elles-mêmes, et sont d'ailleurs parfaitement conformes à celles que Rœderer, Baudelocque et Jœrg ont décrites.

On fait coucher la femme qu'on veut examiner sur le dos, de manière que le bassin soit élévé, les cuisses fortement fléchies, le bas-ventre et la poitrine plus bas. Dans cette position, on examine d'abord l'abdomen avec une et même avec les deux mains, pour reconnaître sa forme, son volume, sa tension, sa résistance, sa dureté et son contenu, en dirigeant son attention spécialement sur cette région qui est placée entre le nombril et le pubis. Si la paroi abdomminale n'est pas très-épaisse et trop grasse, on rencontrera dans les premiers mois de la grossesse une tumeur ronde, ayant la consistance de la chair, qui s'élève évidemment du bassin, tantôt au milieu, tantôt un peu plus à droite ou à gauche (le plus souvent, cependant, à droite) et, suivant l'époque de la grossesse, d'un volume plus ou moins considérable et plus ou moins saillante au-dessus du pubis. Cette tumeur est la matrice distendue et chargée du produit de la conception. Après quatre mois révolus ( je compte les mois comme ils se trouvent dans le calendrier), cette tumeur perd de sa fermeté et de sa consistance, et est pour cela moins appréciable au toucher ; cependant elle conserve toujours un certain degré de résistance, et sa forme circonscrite et arrondie ; plus tard, quand elle augmente de volume et qu'elle occupe une grande partie du bas-ventre, elle devient encore moins distincte, quant à sa consistance et à sa résistance ; mais, d'un autre côté, elle se fait reconnaître par les caractères suivans : 1° elle reste toujours circonscrite, en conservant sa forme ovalaire ; 2° elle présente un certain degré d'élasticité quand elle est pressée un peu fortement par la main ; propriété qu'elle ne doit pas à une accumulation d'air ou de gaz, mais à une tension produite par un liquide, et semblable à celle qu'on remarque à un kyste rempli de sérosité ; 3° si l'on continue cette exploration manuelle dans différentes directions, on rencontre des petites et des grosses parties appartenant à une masse unique, inégale, qui se meuvent et se déplacent facilement, comme celles d'un corps nageant dans l'eau. Quelquefois ces parties se retirent tout d'un coup et se dérobent à la main de l'explorateur ; d'autres fois, présentant une surface plus grande, on peut les examiner avec plus de détail, parce qu'elles sont en même temps plus fixes. Cette masse plus dure et inégale est le fœtus; son plus ou moins de mobilité dépend de la quantité des eaux de l'amnios, qui, comme l'on sait, est très-relative. Dans des circonstances favorables, il est souvent possible de reconnaître les parties du fœtus qu'on peut explorer; une main exercée distingue même au plus léger attouchement le corps qu'elle aura rencontré, quelque mobile qu'il soit, ce qui ne laissera aucun doute sur la présence du fruit.

Cette exploration du bas-ventre (*exploratio ventralis seu abdominalis*) est de la plus grande importance pour le diagnostic, et l'on devrait par conséquent toujours y avoir recours lorsqu'on veut s'assurer de l'existence de la grossesse; elle est même souvent bien plus instructive, et donne des résultats plus certains que l'exploration interne (*exploratio vaginalis*); il est rare qu'elle laisse dans l'incertitude celui qui sait bien faire cette opération. Parmi le grand nombre de cas qui se sont présentés à moi, elle ne m'a donné des résultats incertains que dans bien peu d'occasions. Si elle ne tranche pas toujours la question d'existence ou de non existence de la grossesse, quand il s'agit d'états de l'utérus qui ont une infinité de signes communs avec la première (fausses grossesses), au moins, quand il est impossible de trouver un fœtus, elle donne une preuve négative d'une grossesse véritable. Il y a principalement trois sortes d'états qui mettent obstacle à l'exploration ventrale, et qui peuvent tromper l'explorateur quant aux résultats qu'il en attend : 1° des parois abdominales très-épaisses, provenant de la rigidité et de la structure compacte des muscles, ou, ce qui est plus ordinaire, d'un amas de graisse; 2° une grande tension du bas-ventre, qui peut avoir pour cause une réaction spasmodique des muscles qui forment l'enceinte abdominale, un état de contraction de la matrice, ou une trop grande quantité d'eau de l'amnios; 3° une sensation douloureuse du bas-ventre, qui ne permet aucune manipulation. Le premier obstacle est difficile à surmonter, et met souvent l'explorateur dans un grand embarras; le second et le troisième sont le plus souvent transitoires, et nécessitent une seconde exploration dans un moment plus favorable; mais, lorsque la disposition des parties est naturelle, cette méthode exploratoire est si décisive, qu'elle rend le toucher interne superflu, comme le font voir plusieurs des cas que j'ai observés.

Néanmoins, quand les personnes qu'on soumet à des examens pareils ne refusent pas nettement l'exploration interne, et que les autres circonstances le permettent, on ne doit jamais manquer de l'entreprendre, ne serait-ce que pour confirmer ce que l'exploration du bas-ventre

nous aurait appris. Elle devient tout-à-fait nécessaire, et même indispensable, là où cette dernière ne donne pas des résultats satisfaisans. Il
arrive quelquefois dans ce cas, qu'en explorant
par le vagin, on trouve le fœtus, quand il a été
impossible de le découvrir en palpant le bas-
ventre d'une manière quelconque. Dans d'autres
conditions, on le trouve par les deux méthodes,
ce qui rend le diagnostic aussi sûr que possible.

L'exploration vaginale devient encore importante et instructive sous un autre rapport, surtout dans les cas supposées où l'exploration abdomminale ne donne rien de très-concluant,
quand un état maladif de l'utérus est en jeu,
ou est du moins à supposer, ou quand il faut
mettre en évidence d'autres formes de maladie
qui ont de l'anologie avec une grossesse. Car,
quoique nous ne reconnaissions pas les changemens des parties génitales internes appréciables
au toucher pour des signes tout-à-fait concluans
d'une grossesse existante, nous sommes cependant bien loin de leur refuser toute valeur séméiotique. En effet, dans des cas difficiles, où
les choses sont tellement embrouillées qu'on ne
peut obtenir de résultat certain par aucun
moyen connu ( et qui oserait vouloir toujours
délier le nœud?), l'exploration interne donne
souvent les résultats les plus nombreux et les

plus satisfaisans, qui mettent l'explorateur dans le cas de donner au moins un certain dégré de certitude à son jugement, que la nécessité du moment réclame. Dans des conditions pareilles, il faut bien avoir présent dans la mémoire et rechercher scrupuleusement les signes de grossesse que peuvent offrir les parties génitales internes et qui sont indiqués dans les écoles, parce qu'ils sont alors les seuls qui, réunis aux autres phénomènes, peuvent jeter quelque lumière. Il suit de là que chaque explorateur, qui veut s'assurer de l'existence d'une grossesse, doit bien les connaître et doit aussi savoir les trouver.

L'exploration vaginale devient indispensable pour le diagnostic dans les trois et quatre premiers mois de la grossesse, non tant par elle-même, qu'employée en même temps que l'exploration ventrale pour rectifier cette dernière. Tout le dignostic repose ici sur la détermination exacte du volume de la matrice en état de grossesse, et sur la certitude que la tumeur trouvée au-dessus du pubis est véritablement la matrice. Or, on ne peut s'assurer de cela qu'en explorant par les deux voies simultanément. Après avoir bien examiné avec le doigt introduit dans le vagin les états de ce canal lui-même, de la portion vaginale, du col et du segment inférieur de l'utérus, qui se rapportent à l'objet en question, on porte l'indicateur sur l'orifice de la matrice, ou mieux encore, sur le segment inférieur, et l'autre main sur la tumeur qui est au-dessus du pubis; de manière que la matrice soit comprise entre les deux, et se trouve comme fixée de cette sorte. Dans cette position, chaque pression de la main, quelque légère qu'elle soit, sera perçue par le doigt qui se trouve dans le vagin, et le moindre attouchement de ce dernier contre la matrice répondra à la main placée sur l'hypogastre, ce qui est un signe certain que la tumeur mise en mouvement est l'utérus dilaté, et rien autre chose. Même dans le cas où, dans l'état de vacuité, la matrice ne forme pas une tumeur perceptible, l'on peut très-souvent, chez des individus qui ne sont pas gras, et qui ont une paroi abdominale mince et souple, apprécier le contour de cet organe profondément situé, ou au moins l'on peut juger, d'après l'éloignement du doigt et de la main, de son peu de volume, et parvenir à déterminer clairement qu'il n'y a pas grossesse; conclusion qui découle naturellement du résultat des recherches qu'on a entreprises.

Je n'ai pas besoin de dire que la connaissance qu'on acquiert par cette exploration simultanée n'est que générale, c'est-à-dire qu'elle nous apprend qu'il y a grossesse, mais non si c'est, par exemple, une grossesse fœtale ou si ce n'est qu'une mole qui distend l'utérus; ceci ne peut être déterminé que plus tard, lorsqu'il est possible de trouver les parties du fœtus. Outre cela, la grossesse molaire a des signes propres qui la font distinguer, sinon d'une manière certaine, au moins d'une manière probable. Il devient également évident par là, que la manière ordinaire de toucher les femmes grosses debout, qui est celle que les sages-femmes emploient exclusivement là où il s'agit de grossesse douteuse, est insuffisante et pourrait être appelée un *examen fait à demi*, parce que, dans cette position, il est impossible de bien explorer le bas-ventre, et que l'état du col de l'utérus et des autres parties qui peuvent être examinées par le toucher interne, ne donne, dans bien des cas, qu'un résultat incertain. Il est vrai, d'un autre côté, que, dans des cas particuliers, cette manière d'explorer nous fournit des renseignemens plus certains que celle qui a été spécialement recommandée, c'est pourquoi il ne faut pas négliger de toucher debout quand l'exploration dans la position couchée n'a pas été satisfaisante.

Une objection d'un plus grand poids est celle que cette augmentation de volume de la matrice pourrait être confondue avec une hypertrophie morbide de cet organe. Pour se préserver de cette erreur, il est important de ne pas seulement prendre en considération son accroissement en volume, mais aussi sa forme, sa consistance et sa position.

Dans les trois premiers mois de la grossesse, la matrice se présente toujours sous une forme plus ou moins arrondie, parce que ce n'est, pour ainsi dire, que son fond qui s'offre à la main qui explore. Plus tard, quand elle s'élève davantage au-dessus du petit bassin, on sent distinctement qu'elle devient de plus en plus étroite et plus ovalaire le long du corps, depuis les côtés du fond où elle paraît le plus large; plus tard encore, par exemple au cinquième mois, elle paraît de nouveau sous une figure plus également arrondie [1].

La consistance de l'utérus se rapproche le

---

[1] Wigand a cherché à indiquer les signes qui peuvent faire reconnaître l'existence de la grossesse dans les deux ou trois premiers mois, et a fait voir que ces signes se trouvent principalement dans les changemens que la matrice éprouve à cette époque, et qui sont si caractéristiques, qu'il est très-possible de les distinguer. (Voy. *hamburgisches Magazin für die Geburtshülfe; herausgegeben von D*r *J.-J. Gumprecht und D*r *J.-H. Wigand;* 1sten *Bandes,* 1stes *Stück* (Hambourg, 1807), *Seite* 24; *von den Zeichen der Schwangerschaft in den zwey bis drey ersten Monaten; von Wigand.*

(*Note du traducteur.*)

plus de celle d'une chair molle. Cependant on
le trouve assez souvent plus ferme et plus dense,
ce qui dépend en partie de la densité originelle
de sa texture et de l'épaisseur de ses parois, et
en partie de la petite quantité d'eau qu'il renferme. Là où ce dernier cas se rencontre, la
densité de la tumeur approche quelquefois de
la dureté, comme on le voit dans la cinquième
observation de la deuxième division. Elle peut
même, dans des cas extraordinaires, acquérir
la dureté du squirrhe, et devenir par là la
source d'une erreur, même pour des explora-
teurs exercés : un des cas que j'ai cités en est un
exemple très-remarquable. Cependant, lorsqu'on
y prête assez d'attention, on peut distinguer une
densité plus grande de l'utérus coexistante avec
la grossesse de celle qui dépend d'une maladie,
comme le prouve entre autres la vingtième observation de la première division. A la vérité,
il faut que les autres circonstances du diagnostic viennent à notre aide ; c'est pourquoi l'on
n'ose pas négliger d'en tenir un compte exact
dans des cas si obscurs. A une époque plus re-
culée de la grossesse, quand la matrice est plus
distendue et devient plus volumineuse, phénomène qui est accompagné d'une augmentation
absolue, très-appréciable des eaux de l'amnios,
la tumeur devient plus molle, plus élastique

et son contour moins distinct. A la fin, on ne peut plus l'explorer dans une aussi grande étendue. La forme circonscrite de la saillie que fait le bas-ventre reste seule appréciable, et sa consistance, chez des individus d'une constitution délicate, a beaucoup d'analogie avec celle d'une hydropisie enkystée du ventre, au point qu'on ne peut pas méconnaître le liquide qui y est contenu [1].

Pendant les deux ou trois premiers mois de la

---

[1] L'analogie est tellement grande dans certains cas, que, si l'on ne trouve pas de parties du fœtus, on peut être induit en erreur et croire à l'existence d'une véritable hydropisie (erreur qui a été commise plus d'une fois), ou au moins à la non-existence de la grossesse. L'année dernière j'ai examiné à plusieurs reprises une femme qui était accouchée deux fois, et qui se disait au septième mois de sa troisième grossesse. C'était une blonde, d'un tempérament lymphatique et d'une constitution très-lâche. Les deux premières fois je ne pus découvrir d'aucune manière le fond de la matrice; le ventre était très-peu proéminent; la paroi abdominale très-molle se laissait déprimer avec la plus grande facilité; le segment inférieur était peu distendu; le col avait peu changé de forme, et je ne pouvais pas découvrir le fœtus. Seulement la troisième fois je m'assurai qu'elle était véritablement enceinte, et je trouvai les parois utérines extrêmement minces et lâches. Un accoucheur très-expérimenté avait également exprimé des doutes sur la grossesse.

( *Note du traducteur.* )

grossesse, la tumeur se trouve juste au milieu
derrière la symphyse pubienne; il faut bien
que ce soit là sa situation, puisque la matrice
est retenue par l'ouverture supérieure du petit
bassin, dans laquelle elle se trouve en grande
partie à cette époque. Mais, à mesure qu'elle
s'élève au-dessus de ce détroit, et qu'elle devient
libre, elle quitte aussi le milieu et s'incline par
sa partie la plus grosse (par le fond) de l'un ou
de l'autre côté (le plus souvent à droite). Quelquefois cette obliquité latérale est si considérable
au quatrième mois, qu'on trouve le milieu de la
région hypogastrique tout-à-fait vide, ce qui
joint au peu de détermination des autres circonstances, peut faire prendre facilement la
matrice dilatée pour une tuméfaction de l'o-
vaire, comme dans la dixième observation de
la deuxième division. Cependant il est facile d'é-
viter une pareille méprise, quand, lors de l'exploration, on poursuit la tumeur en bas, où
l'on trouvera qu'elle sort évidemment de l'excavation. La chose devient encore plus claire,
lorsqu'on touche en même temps par le vagin
et qu'on soumet la tumeur à l'exploration simultanée des deux mains. Dans les mois subsé-
quens où la matrice, augmentée en volume, a
besoin de plus d'espace et qu'elle en cherche,
cette grande obliquité latérale diminue de nou-

veau et disparaît à la fin totalement, ou au moins assez pour qu'on ne puisse plus se tromper.

Celui qui remarque bien les rapports qui viennent d'être détaillés, qui sait en même temps les apprécier d'après les règles de l'art, les scruter, ne commettra pas facilement une méprise, à moins de circonstances tout-à-fait extraordinaires, comme celles qui ont été indiquées plus haut, où un explorateur, même expérimenté, perd son assurance et est exposé à se tromper; expérience qui donne la preuve la plus convaincante de la difficulté du problême, et fait voir qu'un nautonnier qui connaît et qui sait éviter tous les écueils et tous les ensablemens ordinaires et connus, n'est cependant pas à l'abri de ceux qui sont inconnus et insolites. C'est pourquoi l'explorateur doit aussi entreprendre le toucher par le vagin, pour comparer ses résultats avec ceux de l'exploration abdominale, rectifier l'une par l'autre et en profiter pour le diagnostic. Dans les deux ou trois premiers mois, on trouvera le col de l'utérus en état de grossesse peu changé, et même alongé (en apparence), parce qu'il est placé plus bas; vers la fin du troisième mois et dans le quatrième, on trouve déjà des marques évidentes d'une augmentation de volume du corps et du segment inférieur de la matrice, qui se présente d'abord comme un gonflement provenant de l'épaisissement des parois de cet organe; mais, plus tard, sous la forme d'un sac distendu, à parois épaisses, dans lequel on remarque souvent un liquide de consistance aqueuse. Dans le cinquième mois, la forme d'un sac est plus prononcée, et plus facile à distinguer à travers ses parois moins épaisses et plus molles; souvent même on trouve des parties du fœtus qui se reconnaissent par leur plus grande consistance, par la facilité avec laquelle on les déplace quand les eaux de l'amnios sont en quantité suffisante et par une espèce de natation (ballottement), quand on pousse le doigt contre elles.

Il en est tout-à-fait autrement quand la matrice est gonflée d'une manière morbide, quand elle est hypertrophiée ou squirrheuse et qu'elle a plus ou moins conservé sa forme primitive. Alors on remarque le plus souvent encore d'autres phénomènes qui dénotent un état maladif de l'utérus. surtout des irrégularités dans le flux menstruel sous le rapport de sa périodicité, de sa quantité et de sa qualité, et des symptômes dynamiques qui l'accompagnent. Cependant, malgré cette différence, il faut encore un certain tact pour ne pas se tromper dans les deux ou trois premiers mois, lorsque des circonstances embarrassantes, et qui peuvent être expliquées de différentes manières, accompagnent cet état.

Dans certains cas de grossesse vraie, les phénomènes sont si alarmans, et même les changemens locaux d'une espèce si particulière, qu'on
est facilement tenté de regarder la distension de
la matrice comme une augmentàtion de volume
occasionée par une maládie. J'ai rapporté une
observation de cette espèce dans mon *Mémoire
sur l'exploration dans les cas de squirrhe et de
cancer* (*Annales de là médecine et de la chirurgie en Allemagne*, par Harles [1]), et quelques
autres semblables se trouvent parmi celles qui
suivent. Les cas dans lesquels un explorateur expérimenté est trompé en prenant un gonflement
morbide de l'utérus pour une grossesse, sont
plus rares, en supposant qu'il connaisse bien les
différentes maladies de cet organe. Mais il y a
des cas difficiles dans lesquels la séméiotique la
plus positive nous abandonne, où l'étiologie ne
nous fournit aucune lumière, et dans lesquels,
même avec une dextérité complète dans toutes
les méthodes d'exploration, on ne peut avoir un
résultat net, tout au plus un négatif basé sur des
probabilités. Plusieurs des observations que j'ai
recueillies prouvent ce que j'avance. C'est juste-

---

[1] *Jahrbücher der deutschen Medicin und Chirurgie; herausgegeben von Harles.* Nurnberg, 1813; Band 1, Heft 1,
Seite 98.

ment dans ces cas que chaque phénomène, regardé comme signe de grossesse par les auteurs, quelque problématique que soit sa valeur séméiotique, doit être saisi et pesé, quand on veut seulement arriver à un résultat vraisemblable. Encore ici l'exploration ventrale, d'abord seule, puis faite en même temps que l'exploration vaginale, est la voie la plus sûre du diagnostic, qui, si elle ne nous enseigne rien de positif, donne cependant le plus souvent un résultat négatif, c'est-à-dire la négation de l'existence d'une grossesse, basée sur ce que l'exploration a enseigné.

Il y a des états dans la vie de la femme qui, sous les rapports dynamique et organique, ont une ressemblance frappante avec la grossesse, sans en dépendre. Le bas-ventre s'élève peu à peu de la région hypogastrique avec une certaine régularité propre à la grossesse; les mamelles montrent une vitalité extraordinaire, sont douloureuses, se gonflent, sécrètent une sérosité lymphatique, quelquefois même laiteuse. Il s'établit des irrégularités dans le système digestif et dans l'assimilation, des anomalies de l'appétit, des faiblesses, des vomituritions, de la constipation, des lassitudes, des changemens dans la couleur de la peau, souvent dans toute l'habitude du corps; des irrégularités dans l'action nerveuse, dans l'intelligence même; les malades sentent des mouvemens dans le bas-ventre, comme s'ils provenaient d'un fœtus vivant; à la fin, des douleurs avec tenesme, qui s'étendent de la région sacrée et des lombes vers le pubis; en un mot, de véritables douleurs d'enfantement, comme des femmes qui sont au moment d'accoucher; et, dans les cas où des phénomènes extraordinaires accompagnaient les accouchemens précédens, ces phénomènes s'y joignent aussi, pour compléter l'illusion. Il n'y a pas long-temps qu'un respectable confrère allemand a fait connaître un exemple remarquable de ce genre [1].

Mon propre recueil contient des observations semblables, quoique moins saillantes : l'explication

---

[1] *Journal der practischen Heilkunde; herausgegeben von Hufeland und Harles;* 1815, Band 2, St. 3. Ce cas, observé par M. Klein, médecin de la cour, à Stuttgard, est si instructif qu'il mérite d'être rapporté complétement, pour l'avantage de ceux entre les mains desquels le journal en question ne se trouve pas. « M^{me} de B., âgée de quarante-trois ans, hystérique au dernier degré, qui était déjà accouchée treize fois, se crut, après cinq ans de repos, de nouveau enceinte. Ses règles, qui se montraient toujours avec beaucoup de régularité, se suspendirent, et déjà au deuxième mois elle fixa le 15 mai comme le jour de son accouchement. Cette dame doit aussi, sous cet autre rapport, être comptée parmi les raretés, en ce qu'elle connaissait chaque fois si bien le jour auquel elle acoucherait qu'elle me disait toujours au commencement de sa grossesse : Le 7 et le 9 vous pourrez aller où vous voudrez ; mais le 8

d'états de cette nature est difficile, si elle doit être plus qu'hypothétique. Je suis disposé à tout rattacher avec ce savant estimable à l'effet d'une

---

vous vous trouverez ici, parce que j'accoucherai ce jour-là. Cela ne manqua jamais. Dans toutes ses grossesses elle eut des anxiétés qui faisaient craindre l'asphyxie, et ne pouvaient être écartées que par des saignées copieuses', et chaque fois le sang se couvrit d'une croûte phlogistique épaisse et difficile à diviser. Au commencement je fus obligé de lui faire ouvrir une veine toutes les quatre ou tout au plus toutes les six semaines ; plus tard, dans chaque grossesse, tous les quinze jours, et à la fin de chacune, tous les huit jours. La même chose fut nécessaire cette fois-ci, et toutes les fois le sang était couvert d'une croûte. Elle avait du dégoût pour les mêmes alimens, et pour d'autres, comme autrefois, une prédilection très-grande et inaccoutumée. Elle sentit l'enfant juste à l'époque qu'elle avait indiquée. Son bas-ventre devint de jour en jour plus volumineux. Néanmoins elle était inquiète de ce que de temps en temps, et même toujours à l'époque menstruelle, les règles se montraient, mais pas comme à l'ordinaire. Ses craintes s'apaisèrent cependant facilement, parce qu'elle avait appris de ses amies que c'était une chose possible. Vers la fin de son compte, la grossesse devint très-fatigante pour elle. Plus elle approchait du terme présumé, moins elle pouvait s'asseoir, à cause d'un tenesme et de tiraillemens désagréables vers le bas. Sur un sopha, elle ne pouvait se placer que sur le bord en écartant fortement les cuisses, et dans le lit elle ne pouvait être couchée que sur le dos. Exactement au jour qu'elle avait indiqué, le 15 mai, au matin, les douleurs commencèrent à se faire sentir. Comme elles devinrent de plus en

imagination exaltée. C'est comme si la conception sortait du cerveau, ce qui ne peut être compris qu'obscurement, par l'union polaire étroite

---

plus intenses, je fus appelé. Je me hâtai d'arriver, parce que
je savais bien qu'elle avait chaque fois des convulsions très-
fortes, et qu'après l'accouchement elle tombait dans une syn-
cope, qui avait une fois duré douze heures, et dans laquelle on
ne remarquait ni chaleur, ni pouls, ni respiration et pas le
moindre mouvement d'aucune espèce, au point que la première fois elle fût déclarée morte, et qu'on écrivit des lettres
de condoléance. Ce qu'il y a de remarquable, c'est que dans
cet état elle entendait tout, sans pouvoir le manifester en aucune manière, elle se trouvait alors dans un état de souffrance
terrible. Lorsque j'arrivai, je la trouvai dans des douleurs
atroces et dans des convulsions dignes de compassion, accompagnées de claquemens des dents. Comme cet état avait
déjà duré quelque temps, et que je savais qu'elle accouchait
très-vite, même quand le fœtus se présentait par les fesses, je
m'empressai de l'examiner. Elle avait justement une douleur
très-intense, accompagnée de convulsions très-fortes et d'un
pouls très-fréquent. Le bas-ventre était très-tendu. Le tenesme était si grand, qu'elle craignait à chaque instant la
sortie précipitée de l'enfant, et que l'urine s'écoulait involontairement. Le toucher par le vagin, que je continuai
encore après la douleur, m'apprit qu'elle n'était pas enceinte, et que, par conséquent, elle allait encore moins
accoucher. Je ne trouvai pas non plus aucune trace de fœtus
au dehors de la matrice, et cependant des douleurs si fortes
avec des convulsions horribles! Ma déclaration était de nature
à étonner. Je connaissais exactement cette dame, et pus

(sympathie) qui existe comme l'on sait, entre le
système cérébral et le système génital, avec une
mutation d'action entre le cerveau et le système

---

bientôt me rendre raison de son état. A cause de la rareté du
cas, je fis appeler un autre accoucheur, qui ne savait rien de
tout ce qui s'était passé. Il la trouva dans les mêmes douleurs,
avec les mêmes convulsions et claquemens, qui avaient duré
pendant tout ce temps, jusqu'à son arrivée, un peu tardive, à
cause de l'éloignement de son domicile. En présence de la
dame, je ne lui dis autre chose que : « Je ne peux pas me
rendre raison de la position de l'enfant », comme j'en étais con-
venu. Il explora soigneusement en dehors et par le vagin, pendant et après les douleurs, et s'expliqua tout-à-fait comme
moi. Maintenant que deux accoucheurs s'étaient énoncés de
la même manière, et avec les mêmes mots, sans être aucunement convenus, après que le deuxième ne fut pas même trompé
par l'illusion que je voulais lui faire, les douleurs et les convulsions cessèrent tout d'un coup, et lorsque cette scène eut
duré trois heures, cette dame était aussi bien portante que
neuf mois auparavant. Elle vit qu'elle s'était trompée : toutes
ses sensations de grossesse, toutes les incommodités, le dégoût, les anxiétés, tout avait disparu. Elle put s'asseoir et se
coucher comme elle voulait, et j'eus seulement à combattre sa tristesse suscitée par cette illusion incompréhensible,
sous le rapport psycologique. Cette influence de l'imagination est, à ce que je crois, une des plus rares. Le retard de la
menstruation, qui avait toujours été si régulière, donna l'idée
de la grossesse qui ne fut pas détruite par sa réapparition.
Elle devint une idée fixe, qui occasiona, ce qu'il y a de plus
remarquable, les anxiétés, les saignées copieuses la croûte

ganglionaire et une action magnétique de ce dernier faisant effort pour dépasser les bornes de *l'individuel* [1]. Ces personnes sont toujours des femmes mariées qui aimeraient avoir des enfans.

---

phlogistique sur le sang, et les douleurs avec les convulsions au jour indiqué; elle ne put être guérie que par l'assurance qu'on lui donna que, sans aucune convention, le deuxième accoucheur avait rapporté la même chose que ce que je lui avais dit auparavant. Elle fut obligée de convenir de son erreur, ou elle aurait été guérie par un enfant qu'on aurait substitué à la place de celui qui devait naître, comme cet individu qui prétendait avoir un lézard dans le corps, et qui ne guérit que lorsqu'on lui en eut glissé un dans sa chaise percée. Elle était si sûre d'être enceinte, que lorsqu'au septième mois de sa grossesse supposée je l'examinai extérieurement et prétendai qu'elle ne l'était pas, elle me répondit que bien des accoucheurs se sont déjà trompés. Depuis ce temps, elle est parfaitement bien portante, mais ne peut pas encore concevoir qu'il soit possible de s'imaginer une chose si fermement et si douloureusement.

[1] Pour que chacun puisse traduire à sa manière ce passage qui m'a paru très-obscur et très-difficile, quoique intelligible pour un Allemand, je le transcris ici dans la langue du texte : « *Es ist als wenn die Befruchtung vom Gehirne ausgehe, welches nur durch die (bekannter Massen) bestehende enge polarische Verbindung des Cerebral- und Sexual-Systems mit einem Versinken des Gehirns in die Tiefe des Gangliensystems und einem die Schranken des Individuellen durchzubrechen strebenden, magnetischen Hervortreten dieses Letzteren dunkel begriffen werden kann.* »        ( *Note du traducteur.* )

Sous le rapport matériel, il paraît cependant que la première détermination vient de l'utérus, comme dans l'hystérie proprement dite; c'est pourquoi l'on remarque souvent des désordres dans la fonction menstruelle; il y a cependant rarement suppression complète des règles. Dans ce dernier cas, les difficultés du diagnostic sont insurmontables; mais lorsque la menstruation continue, quoique avec un peu d'irrégularité, le jugement acquiert un certain poids, surtout chez des femmes qui ont déjà eu des enfans, et qui n'ont jamais été réglées pendant leurs grossesses précédentes. Le retour de ces états est aussi inexplicable que leur formation, si l'on ne tient pas compte de l'imagination. Le volume du ventre diminue peu à peu, et la turgescence des mamelles disparaît sans augmentation sensible des excrétions ordinaires. On ne sait pas ce que devient la masse; sa disparition se fait d'une manière imperceptible. L'habitude ordinaire du corps se rétablit, et la *dynamique* de la vie dans la sphère psychique et intellectuelle reprend son ancien cours. L'observateur attentif remarquera que tous les phénomènes de retour commencent au moment où l'illusion cesse, où l'imagination ne trouve plus de nourriture, et est obligée de céder le pas à la réflexion vaincue par la force de la réalité. Souvent il arrive, néanmoins, que l'illusion ne prend pas sa source première dans l'imagination, mais repose sur une cause morbide matérielle qui ne met l'imagination en jeu que plus tard. Dans ces cas se forment des états maladifs persistans du bas-ventre, qui ont, à la vérité, quelques phénomènes communs avec la grossesse, mais qui, lorsqu'ils sont arrivés à un haut degré de développement, peuvent facilement en êtred istingués par des signes caractéristiques : par exemple, des hydropisies, des indurations, une pléthore abdominale lors de l'approche de l'âge critique, etc. ; ou les phénomènes prennent subitement un autre caractère et passent par une sorte de métaschématisme en un état maladif différent de celui qui existait, et qui n'a rien de commun avec la grossesse, comme dans la vingt-cinquième observation de la première division du recueil suivant. Chez des femmes non mariées, qui avant vivaient très-chastes, certains phénomènes de la grossesse, sans que cette dernière existe, paraissent pouvoir se développer par une simple excitation inaccoutumée du système génital, et y faire naître une nouvelle vie, qui devient dans la suite générale et se montre le plus ouvertement dans les organes qui sont dans la liaison la plus étroite avec lui, c'est-à-dire dans les mamelles. A la fin, lorsqu'il existe une grande sensibilité dans la sphère psychique, l'imagina-

4.

tion y est entraînée aussi , et il en résulte des illusions de sensation de l'espèce la plus inexplicable, qui sont d'autant plus difficiles à découvrir, que les changemens organiques qui accompagnent et précèdent ces états illusoires sont plus saillans. Si dans des circonstances aussi embarrassantes, l'exploration ne soulève pas le voile, le regard du meilleur connaisseur ne parvient pas à percer le secret ; la preuve en est que, dans des cas semblables, l'exploration donne souvent des résultats qui détruisent les combinaisons les plus rationnelles [1].

---

[1] Nous possédons aujourd'hui un nouveau moyen pour nous assurer de l'existence d'une véritable grossesse : c'est l'*auscultation médiate*. Au moyen du stéthoscope (et même simplement de l'oreille), appliqué sur différens points du bas-ventre et de la matrice, on parvient à entendre deux espèces de pulsations, les unes isochrones avec le pouls de la femme, et qu'on appelle *pulsations avec souffle*; les autres bien plus fréquentes et très-distinctes de celles des artères de la mère. Les premières sont attribuées au placenta, et ne se trouvent par conséquent que là où ce gâteau vasculeux est adhérent ; les secondes sont dues aux contractions du cœur du fœtus ; elles ne sont pas circonscrites comme les premières. Si l'on parvient à entendre ces deux espèces de pulsations, ou une seule, on est sûr de l'existence d'une grossesse fœtale et de la vie du fœtus ; mais si l'on n'en entend aucune, on n'est pas certain *que la grossesse n'existe pas.* (Voy. *Mémoire sur l'auscultation appliquée à l'étude de la grossesse,* etc., par M. J. A. Lejumeau de Kergaradec. Paris, 1822 ; in-8°, 42 pages.)

(*Note du traducteur.*)

# RECUEIL D'OBSERVATIONS

## SUR DES CAS

# DE GROSSESSES DOUTEUSES.

## PREMIÈRE DIVISION.

GROSSESSES APPARENTES DÉMONTRÉES NON EXISTANTES, OU
DU MOINS PAS CONFIRMÉES PAR L'EXPLORATION.

### A. ÉTATS HYDROPIQUES.

### PREMIÈRE OBSERVATION.

*Hydropisie avec signes de grossesse.*

L'épouse d'un invalide me fut envoyée par
M. le D<sup>r</sup> G*, pour se faire examiner, afin d'apprendre si elle était enceinte ou non. C'était une
femme de trente-huit ans, forte et grasse. Elle
avait accouché deux ans auparavant pour la première et unique fois depuis un grand nombre d'années de mariage. Les phénomènes qui auraient
pu faire soupçonner une grossesse étaient les
suivans : l'élévation du ventre comme au sixième
ou septième mois ; une sensation de pesanteur

dans le bassin et dans la région sacrée, qui se changeait quelquefois en ténesme, principalement aux approches des époques menstruelles; un sentiment vague et indéterminé de mouvemens d'un enfant; une turgescence des mamelles, avec un écoulement séreux, quelquefois laiteux, de celle du côté droit; les signes négatifs étaient : l'apparition des règles aux époques accoutumées; non seulement elles se montraient, mais elles étaient plus abondantes qu'à l'ordinaire, et anticipaient de quelques jours; la diminution du volume du ventre depuis son accroissement primitif, qui s'était fait de haut en bas et non de bas en haut: du reste cette personne était bien portante. J'examinai d'abord son ventre, qui était très-saillant lorsqu'elle restait debout; mais lorsqu'elle était couchée, il s'aplatissait, devenait large et mou; on ne trouvait aucune trace de fœtus; seulement lorsqu'on pressait plus fortement à gauche, au-dessous du nombril, on rencontrait une tumeur globuleuse, qui était cependant peu distincte. Par l'exploration interne je trouvai la portion vaginale du col de l'utérus très-élevée; l'orifice externe entr'ouvert et arrondi; le col lui-même alongé et mince; la matrice distendue en apparence, mais sans trace de corps résistant dans sa cavité; le fond du vagin élargi et extraordinairement humide. La femme se plaignait seu-

lement d'envies fréquentes d'uriner; les urines
étaient rares et déposaient une matière jaunâtre.
Je n'osai me prononcer ouvertement, quoique je
ne crusse pas à une véritable grossesse, et je la
voyai cette personne dans l'intention de l'examiner de nouveau plus tard. Elle revint après
trois mois et demi : le volume de son ventre était
sensiblement diminué et était presque réduit à
l'état naturel ; les douleurs dans la région sacrée
ne se manifestaient que du temps des règles, les
urines coulaient plus abondamment et avec soulagement ; les pieds étaient œdémateux ; elle éprouvait pendant la nuit, lorsqu'elle était couchée sur
le dos, de l'anxiété, et respirait difficilement. Elle
ne ressentait plus de mouvemens comparables à
ceux d'un enfant. En l'explorant, je ne trouvai
cette fois aucun signe de grossesse ; tous les phénomènes démontraient un état hydropique, contre lequel je prescrivis des remèdes convenables.

———

## DEUXIÈME OBSERVATION.

*Ascite, et probablement aussi hydromètre, se joignant à*
*d'une grossesse.*

En septembre 1814, je fus consulté sur l'état
tout-à-fait particulier dans lequel se trouvait la
femme d'un officier. Elle était âgée de quarante-

six ans, mariée en secondes noces, corpulente; ses yeux étaient foncés et étincelans. Elle s'était mariée pour la première fois à l'âge de treize ans, et était devenue enceinte aussitôt après. Durant ce premier mariage, elle avait eu trois couches heureuses. Depuis ses secondes noces, elle prétendait avoir fait quelques fausses couches. Au moment où je la vis, elle se croyait enceinte de trois mois, et fondait sa croyance sur l'absence des règles, sur le gonflement des mamelles et sur le dérangement de son appétit. Au second mois de cette grossesse supposée, elle avait eu une métrorrhagie qui avait duré plusieurs jours, et pendant laquelle elle avait perdu des caillots de sang volumineux. Cette perte se renouvela le mois suivant, et était la cause pour laquelle on m'avait fait venir.

Le bas-ventre, distendu jusqu'à la région épigastrique, assez mou et manifestement fluctuant; la respiration gênée; la toux, les anxiétés dans le décubitus sur le dos; les urines rares, saturées et jumenteuses; les lèvres bleues; enfin l'habitus général du corps; tout démontrait l'existence d'une ascite et probablement aussi d'un hydrothorax. De plus, le pouls était opprimé et un peu fréquent, et la grande lèvre du côté gauche passagèrement infiltrée. Il s'agissait seulement de savoir s'il y avait en même temps grossesse, question d'autant plus difficile à résoudre, que la personne croyait ressentir depuis quelques jours les mouvemens de l'enfant. En l'explorant par le vagin, je trouvai la portion vaginale du col de l'utérus dans un état de turgescence extraordinaire et l'orifice externe arrondi; mais, outre cela, aucun signe qui annonçât qu'elle fût enceinte. Pendant l'exploration abdominale, la paroi du bas-ventre se contracta sous mes mains et forma une éminence vers la région ombilicale. L'hydropisie me parut, ainsi qu'au médecin traitant, la chose la plus importante à considérer. Ce dernier avait prescrit à la malade, avant mon arrivée, la scille et la digitale, mais sans succès : au contraire; une poudre composée de crême de tartre et de sucre, à laquelle on avait ajouté quelques gouttes d'huile de térébenthine, s'était montrée très-efficace. En même temps il faisait faire des frictions sur le ventre avec un mélange d'huile de térébenthine et d'onguent mercuriel. Ces moyens avaient produit une abondante sécrétion des urines et une diminution notable du volume du ventre. Dans le moment où je fus consulté, c'était l'état saburral des premières voies qui paraissait devoir fixer davantage l'attention, quoique la malade n'y vît que les phénomènes de la grossesse.

Au mois de février 1815, je fus de nouveau appelé. L'extérieur de la femme s'était beaucoup amélioré, et ne présentait plus rien de maladif. Elle ne prenait plus aucun médicament, mais elle faisait usage d'un bon vin vieux d'Autriche, qui augmentait la sécrétion des urines. Ces dernières étaient toujours fortement saturées, jumenteuses, et formaient un dépôt furfuracé ou briqueté. Lorsqu'elles coulaient en abondance, le bas-ventre diminuait toujours sensiblement de volume. Les pertes de sang, simulant l'évacuation menstruelle, continuaient d'avoir lieu, mais d'après un type moins régulier. Les mamelles étaient, à la vérité, flasques ; mais on pouvait, par une pression légère, en faire sortir une humeur lactescente. La femme prétendait sentir distinctement les mouvemens de l'enfant, seulement avec moins de force quelque temps avant et après les pertes. Une odontalgie qui survint, accompagnée d'une rougeur érysipélateuse au visage, la confirmèrent de plus en plus dans la croyance qu'elle accoucherait bientôt, parce qu'elle avait remarqué le même phénomène vers la fin de ses grossesses précédentes. Le bas-ventre avait le volume et la forme qu'il présente chez une femme enceinte de sept mois. Lorsque la malade se couchait, il montait un peu, mais restait circonscrit ; lorsqu'elle était debout, les régions ombilicale et hypogastrique faisaient le plus de saillie. Il était tendu avec cela, mais mou, indolent à la pression et manifestement fluctuant. Le col de l'utérus avait perdu sa turgescence et sa mollesse, et était très-élevé. Les pieds étaient légèrement œdémateux. Quelque convaincu que je fusse qu'il n'y avait point de grossesse, je ne pouvais me défendre de la pensée que la matrice elle-même pût être le siége de l'hydropisie, ce qui me paraissait suffisamment motivé par la sérosité lactescente qui s'écoulait des mamelles, la position élevée du col de l'utérus, et par l'état circonscrit de la tumeur abdominale. Dans ce point de vue, nous crûmes nécessaire de faire de nouveaux essais avec les diurétiques. Le 10 avril je revis encore la femme. Son extérieur était bon; elle ne portait plus aucune trace d'état hydropique, n'urinait plus si copieusement et était devenue un peu plus maigre. L'état des mamelles et de l'abdomen n'avait changé en rien, excepté que ce dernier était encore moins volumineux. Les règles anticipaient, et lors de leur dernière apparition (le 5 avril), elles étaient accompagnées de douleurs dans la région sacrée et dans les lombes; en outre, elles étaient plus copieuses que de coutume et entremêlées d'une eau verdâtre et de petits caillots de sang. La femme attendait avec certitude le moment de sa délivrance prochaine. Le 7 mai elle me fit appeler de nouveau. Les règles avaient paru depuis quelques jours, mais elles étaient plus séreuses et moins abondantes. Peu de temps avant, elle avait perdu quelques onces de sérosité limpide et gluante par le vagin. Elles furent de nouveau accompagnées de douleurs dans la région sacrée, qui se propageaient dans la région pubienne, et d'un gonflement plus considérable du ventre. Celui-ci était généralement assez gros, fortement tendu et fluctuant, avec une légère élévation du nombril, toujours circonscrit et saillant. La portion vaginale du col de l'utérus se trouvait toujours très-élevée, difficile à atteindre et sans trace qui annonçât la grossesse. Les urines coulaient de nouveau plus copieusement, et les pieds étaient toujours un peu œdémateux. Du reste la femme se portait bien, excepté qu'elle avait une petite toux qui paraissait catarrhale. Elle disait ne sentir que peu son enfant, et pensait qu'elle irait jusqu'au 20, terme qu'elle avait fixé plusieurs fois à cette époque; cependant elle observa qu'elle pourrait aller huit semaines de plus, parce que la première fois elle avait de même accouché deux mois plus tard qu'elle n'avait cru.

On voit que chez cette femme la grossesse était devenue une idée fixe que rien ne pouvait dissiper. La circonscription de la tumeur abdominale, les douleurs dans les régions sacrée et lombaire, qui simulaient quelquefois de véritables contractions et étaient accompagnées de ténesme, la qualité séreuse du sang menstruel et la sortie d'une certaine quantité d'eau par le vagin, paraissaient annoncer une accumulation de sérosité dans l'intérieur de la matrice même. C'est pourquoi je conseillai l'usage de bains chauds pour exciter la force expultrice de l'utérus. Je ne vis plus cette femme dans la suite; des occupations nombreuses m'empêchèrent de lui faire visite. Au commencement de juillet, je trouvai le temps de prendre des informations sur elle. J'appris des personnes qui demeuraient dans la même maison, qu'elle a pris quinze bains, qu'elle a perdu à différentes reprises de l'eau par le vagin, et qu'elle a eu de nouveau des règles très-séreuses et de mauvaise qualité; qu'elle a commencé à douter elle-même qu'elle fût enceinte; enfin qu'elle s'est décidée à faire un voyage depuis long-temps projeté. On a ajouté qu'elle n'a éprouvé aucun accident en chemin, et a été déclarée tympanitique et hydropique par les médecins de l'endroit où elle restait.

---

## TROISIÈME OBSERVATION.

*Ascite confondue avec une grossesse.*

Une femme délicate, belle, d'une taille mince,

à yeux bleus, âgée d'environ vingt-huit ans, que je fus obligé de délivrer en été de 1812, à cause d'une hémorrhagie grave qui lui était survenue à son second accouchement, fut atteinte, au commencement de mars 1814, d'une douleur forte et déchirante dans la cuisse droite, accompagnée de fièvre, à la suite d'un refroidissement subit. Cette douleur s'étendit bientôt dans le bas-ventre et se fixa dans la région hypogastrique et dans les régions iliaques. A cette époque, quatorze jours après le commencement de la maladie, je fus invité par le médecin ordinaire de cette personne à l'examiner. Je trouvai extérieurement la matrice développée et très-saillante au-dessus du pubis (son fond un peu dirigé à droite), dure et très-sensible au toucher; en explorant par le vagin, je la trouvai très-élevée, également d'une grande consistance, tuméfiée, le col effacé en grande partie, et tout l'organe extrêmement sensible, à l'exception de la portion vaginale, qui était très-courte, mais naturelle du reste. Il n'y avait pas de doute sur le caractère de la maladie : c'était une métrite de nature rhumatismale. Nous prescrivîmes des cataplasmes émolliens, des lavemens de même nature et des huileux à l'intérieur. Deux jours après, le médecin ordinaire ordonna une décoction de guimauve avec de la manne. Aussitôt que le remède fit effet, la douleur cessa dans la matrice et s'empara de l'estomac sous forme d'une violente gastralgie avec vomissemens, un mal auquel la malade était souvent sujette. En même temps les règles se montrèrent. Le mal d'estomac dura vingt-quatre heures, et acquit une intensité telle que la malade était au désespoir. Aussitôt que l'affection stomacale fut établie, la tuméfaction de la matrice diminua si promptement qu'on pouvait à peine atteindre cet organe extérieurement.

Le 1ᵉʳ avril je trouvai la malade déjà hors du lit. Elle était pâle et faible et se plaignait de douleurs vagues, inégales en force et en durée, s'étendant quelquefois jusque dans les cuisses, et de gonflement et de pesanteur dans le ventre, qui existaient seulement quand elle était levée. Elle prétendait même sentir des mouvemens comme dans la grossesse, et qui devaient se remarquer à l'extérieur par des élévations momentanées de différens points du ventre. Des phénomènes aussi singuliers firent fortement désirer l'exploration, qui fut aussitôt entreprise. Je trouvai le bas-ventre très-tendu et gonflé ( cependant plus au-dessus qu'au-dessous du nombril), et sensible quand on le pressait un peu fortement; la matrice dans l'entrée du bassin, naturellement conformée et indolente au toucher, seulement un peu augmentée en volume; le vagin plus humide et la portion vaginale du col plus élevée qu'à l'ordinaire. Dans la suite, l'existence d'une ascite fut confirmée, et l'on employa avec avantage, pour la combattre, la digitale pourprée; mais on fut obligé de la suspendre, à cause de son action sur le cerveau et sur les yeux. La malade, qui avait toujours un penchant à regarder l'état dans lequel elle se trouvait comme une grossesse, commença à se fortifier plus que jamais dans cette idée lorsqu'elle ne vit pas ses règles paraître pendant deux périodes; outre cela, elle en appela toujours aux mouvemens dans le ventre, qui continuaient et qui se laissaient si bien voir et sentir extérieurement, que même son médecin, d'ailleurs très-judicieux, fut induit en erreur. D'après ces apparences, la grossesse devait être avancée dans la seconde moitié; ce qui s'accorda avec la déclaration du mari. Ces circonstances occasionèrent un nouvel examen, que j'entrepris avec le plus grand soin vers la fin de mai, et dont les résultats furent les suivans : La femme étant couchée, le bas-ventre se montrait modérément élevé et mou; assise ou debout, il était tendu et très-saillant dans la région ombilicale; de plus, il était impossible de méconnaître la fluctuation, et dans le décubitus sur le dos le ventre s'aplatissait et ne formait pas cette tumeur circonscrite qu'il présente dans l'état de grossesse. Dans le lit, la malade n'était nullement incommodée par son ventre; mais elle ressentait une douleur dans la partie supérieure du dos et dans les épaules; lorsqu'elle était levée, cette douleur cessait, mais d'un autre côté, elle ressentait une tension incommode au bas-ventre. De quelque manière que l'on examinât ce dernier, on n'y pouvait rien distinguer qui ressemblât au fœtus. Comme l'exploration par le vagin ne fournit pas non plus un seul signe de grossesse, je conclus qu'elle n'existait pas; je demandai cependant qu'un second accoucheur fût appelé pour explorer la malade, puisque le diagnostic était d'un si grand poids dans ce cas, et que, dans des circonstances semblables, il peut arriver, même à un homme expérimenté, de se tromper. On appela un praticien distingué, qui consentit à croire à l'existence d'une grossesse commençante, mais il nia qu'elle pût être de cinq ou six mois. La suite fit voir la justesse de notre jugement. L'ascite augmenta au point qu'on fut obligé d'en venir à la ponction. L'emploi rationnel de médicamens appropriés, aidé d'un régime convenable, l'air de la campagne, et la chaleur de la saison, procurèrent une guérison complète.

## QUATRIÈME OBSERVATION.

*Ascite donnant lieu à la supposition d'une grossesse.*

Une femme, de près de trente ans, tellement grasse qu'elle était monstrueuse, d'un extérieur frais, saine en apparence, se disant veuve et sage-femme, me pria de la soumettre à un examen obstétrical. Elle se croyait enceinte, mais déjà au douzième mois, et prétendait sentir souvent les mouvemens de l'enfant. Elle avait eu au commencement de sa grossesse supposée des défaillances, du dégoût, etc., et dans les derniers temps, des douleurs avec contractions et tenesme; ses mamelles contenaient une sérosité noirâtre. Cependant elle avait toujours eu ses règles, à la vérité en moindre quantité et avec un peu d'irrégularité. Le bas-ventre était énormément distendu, et en même temps très-élastique comme lorsqu'il y a beaucoup d'eau dans la matrice; il était mou et lorsqu'on le pressait un peu fortement, il était un peu sensible. Je trouvai le museau de tanche gros et dur, présentant une fente transversale très-marquée, plus profonde que dans l'état virginal. Elle avait fait une fausse couche au troisième mois; cette fois-là les règles s'étaient supprimées après la conception Ce que l'on pouvait explorer du col proprement dit (car l'examen in-

térieur était difficile, à cause de l'obésité ), était
également ferme et sans aucun développement.
Je déclarai à cette femme qu'elle n'était point enceinte, mais plutôt hydropique ( ascitique ), quoique l'ondulation du liquide ne pût pas être manifestement sentie à cause de la grande quantité
de graisse contenue dans la paroi abdominale,
qu'il n'y eut point d'œdème aux pieds, et que,
d'après ce qu'elle disait, les urines coulassent
comme dans l'état de santé.

---

## CINQUIÈME OBSERVATION.

*Hydropisie de l'ovaire sous forme apparente d'une
grossesse.*

Une femme encore jeune, mais maigre „ d'un
extérieur hectique, à pommettes colorées comme
dans la fièvre de consomption, me pria, d'après
le conseil de son médecin, de l'examiner, parce
qu'elle se croyait enceinte, et qu'il y avait en
même temps des signes qui pouvaient faire présumer une grossesse extra-utérine ou quelque
complication morbide. Elle ressentait des douleurs fortes et brûlantes dans le bas-ventre, qui
augmentaient lorsqu'elle était couchée, principalement dans le décubitus sur le dos, l'empê-
chaient de se livrer à la moindre occupation, et

l'avaient retenue pendant trois mois entiers dans le lit, qu'elle avait seulement quitté depuis peu. En outre, elle souffrait de constipations très-opiniâtres auxquelles on ne pouvait remédier que par des drastiques répétés qui faisaient naître des accidens terribles. Elle disait sentir de temps en temps des battemens dans le ventre, qu'elle prenait pour des mouvemens d'enfant : avec tout cela elle avait ses règles. Elle avait accouché trois fois, et il y avait quatre ans qu'elle avait fait ses dernières couches. Dans chaque grossesse elle avait perdu ses règles dès le commencement; mais elle n'avait jamais ressenti distinctement les mouvemens de l'enfant qu'après avoir été saignée : c'est pour cela que maintenant elle désirait ardemment qu'on lui tirât du sang. Dans sa première couche elle avait eu (d'après sa description) une fièvre puerpérale très-intense; les constipations s'étaient montrées pour la première fois après la seconde; elles s'étaient agravées dans la troisième, et avaient donné lieu à de fréquentes douleurs du ventre. Les urines ne présentaient aucune anomalie; seulement lorsque les douleurs du bas-ventre étaient fortes, elles étaient moins abondantes et rouges. L'appétit était bon; la marche et le maintien montraient une grande faiblesse musculaire et une maladresse particulière qui dépendait évidemment de l'état de l'abdomen. Lorsque je la fis coucher sur le dos, elle ressentit beaucoup de douleurs, mais plus encore, lorsqu'après l'exploration elle se redressa.

Le bas-ventre était uniformément développé, extrêmement tendu et aussi volumineux que chez une femme enceinte au huitième ou au neuvième mois. Par la pression on distinguait une élasticité provenant d'une accumulation de sérosité ou autre liquide semblable, comme chez les ascitiques. Une pression un peu forte était très-sensible pour la femme, principalement dans la région iliaque droite. La tumeur qui se trouvait dans le bas-ventre en remplissait toute la capacité et s'élevait jusqu'à la région épigastrique. Là elle était circonscrite par un bord arrondi, large, bosselé et dur, de manière cependant que tout le reste de l'espace épigastrique et hypochondriaque était vide et indolent à la pression. Par l'exploration vaginale je ne trouvai aucun signe de grossesse ; tout était dans l'état normal ; seulement le museau de tanche était élevé et dirigé à droite, au point cependant que je pus encore m'assurer de la longueur et du peu de volume du col. Je déclarai à la femme qu'elle n'était pas enceinte, mais malade ; cependant, ni elle ni la sage-femme n'ajoutèrent foi à ce que je disais. Toutes les deux étaient convaincues que la grossesse existait, et d'autant plus fermement,

que la forme du ventre entraînait aussi la conviction des personnes qui voyaient la malade.
Dans cet état de choses il fallut attendre la dé-
cision du temps. Bientôt après j'eus occasion de
m'informer de l'état de cette personne auprès de
son médecin ordinaire. Il me dit que le ventre
était si énormément distendu et l'ascite si prononcée, qu'on se voyait obligé d'en venir à la
ponction pour prévenir les accidens. Il n'y avait
plus à penser à une grossesse. D'après tout ce
que l'on peut présumer, cet état est une hydropisie enkystée, et probablement une hydropisie
de l'ovaire, ce qui paraît démontré par la liberté
de la partie supérieure des régions épigastrique
et hypochondriaque, et par la circonscription
de la tumeur par un bord résistant et épais.

## B. OBÉSITÉ DANS UN AGE AVANCÉ.

### SIXIÈME OBSERVATION.

*Grossesse imaginaire chez une femme grasse, d'un âge
avancé, et probablement menacée d'hydropisie.*

Une femme, de quarante-trois ans, grasse,
riche, et faisant bonne chère, d'une forte cons-

titution et d'un extérieur sain, à yeux noirs et
vifs, d'une figure rayonnante, mère de plusieurs
enfans, dont le dernier avait onze ans, remarquait depuis huit mois un peu d'irrégularité dans
sa menstruation  les règles étaient toujours en retard de deux semaines), et une augmentation du
volume du ventre, phénomènes qui firent présumer une grossesse, et qui furent la cause pour
laquelle on me fit appeler. Lorsque la personne
était debout, le ventre faisait une grande saillie
et avait tout-à-fait la forme et la disposition de
celui d'une femme grosse ; mais quand elle fut couchée sur le dos, cette saillie disparut ; le ventre devint large, mou et sensiblement fluctuant. L'exploration par le vagin était fort difficile, à cause
du volume des fesses et des parties génitales externes. J'eus beaucoup de peine à atteindre la portion vaginale du col avec le sommet de mon indicateur : elle n'était pas développée du tout, mais
dure, saillante et conformée tout-à-fait comme
chez une femme qui n'a pas accouché depuis
long-temps. Je conclus que cette personne n'était
pas enceinte, quoiqu'elle parlât de mouvemens
vagues qu'elle croyait ressentir dans le bas-ventre.
Probablement il y avait commencement d'ascite ;
les urines coulaient bien à la vérité : aussi la
femme se sentait-elle bien portante ; mais les
pieds commençaient à s'œdématier autour des

malléoles, et l'obésité extraordinaire, presque leucophlegmatique elle-même, parut devoir être regardée à cet âge comme un point de transition
à l'hydropisie, ce à quoi contribua principalement le genre de vie de cette personne. L'irrégularité de la menstruation dépendait sans
doute de l'approche de l'âge critique ; mais les
femmes n'aiment pas se souvenir qu'elles vieil-
lissent.

---

## SEPTIÈME OBSERVATION.

*Grossesse apparente chez une femme âgée, grasse, et
disposée à la pléthore abdominale.*

La femme d'un chirurgien de la campagne, âgée
de près de quarante ans, d'un extérieur sain et
robuste, grasse, accouchée pour la première et
unique fois douze ans auparavant, et toujours bien
réglée, se crut de nouveau enceinte, et cela de
onze mois ; mais comme elle attendait en vain le
moment de son accouchement, elle vint, accompagnée de son mari, pour me consulter. Elle me
dit que cette fois ses règles n'ont pas été supprimées : seulement dans les trois derniers mois
elles avaient été moins abondantes et plus séreuses
et muqueuses. Les particularités suivantes firent
soupçonner une grossesse : 1° nausées et vomituritions au commencement de cette grossesse

supposée ; appétit augmenté vers le milieu, et de nouveaux dérangemens dans l'appétit et dans la digestion vers la fin ; 2° sein plus volumineux ; 3° depuis le cinquième mois, sensation de mouvemens dans le bas-ventre, comme s'ils provenaient d'un enfant ; 4° une gêne dans la région précordiale, avec un sentiment d'anxiété et une difficulté de respirer dans certaines positions ; 5° depuis deux mois des douleurs fréquentes dans les régions sacrée et lombaire, se prolongeant en avant jusque dans les cuisses, principalement dans celle du côté gauche ; 6° élévation passagère du bas-ventre dans différentes régions, principalement dans la région iliaque gauche. En l'examinant avec beaucoup de soin, je trouvai le bas-ventre réellement distendu d'une manière extraordinaire, surtout dans la région ombilicale ; néanmoins pas comme chez une femme enceinte, mais ayant plutôt la forme d'un ventre matelassé de graisse ; le nombril était caché au fond d'un enfoncement infundibuliforme. Du reste, on ne sentait aucune tension, aucune fluctuation, et il me fut impossible, même en enfonçant fortement la main, de trouver quelque trace de la matrice. Dans une position horizontale le ventre s'aplatit, et il y eut quelque difficulté de respirer. La portion vaginale de l'utérus était très-élevée et difficile à atteindre, mais sans aucun changement qui eût pu faire soupçonner une grossesse; elle ressemblait plutôt à celle d'une vierge, si l'on excepte une petite échancrure, qui était probablement l'effet de l'accouchement précédent. D'après ces résultats je pus hardiment déclarer qu'il n'existait aucune espèce de grossesse, vraie ou fausse, sans avoir égard à la sensation de mouvement que la femme disait éprouver. J'attribuai la plénitude et la pesanteur du bas-ventre dont elle se plaignait, à une pléthore abdominale, suite d'une faiblesse et de varices du système de la veine-porte, pléthore qui s'établit facilement chez des femmes grasses qui approchent de l'âge critique; la matrice y participe également dans la suite; les menstrues en sont dérangées, et leur écoulement est accompagné de symptômes divers. Je conseillai l'usage de bains tièdes, des frictions avec un onguent ammoniacal et camphré, l'eau minérale acidule d'Eger pour boisson, une vie active et le mouvement du corps, pour rendre la circulation abdominale plus libre. L'équitation serait un excellent moyen dans ces cas.

## HUITIÈME OBSERVATION.

*Grossesse illusoire chez une femme très-grasse et d'un certain âge.*

Une femme, dans sa première année de mariage; colossale, avancée en âge, pléthorique et d'une corpulence ferme, menant une vie oisive et faisant bonne chère, voulait absolument être enceinte, quoiqu'elle eût ses règles comme à l'ordinaire, phénomène qu'elle attribuait à l'état pléthorique dans lequel elle se trouvait. Comme le volume du bas-ventre, quoique fort considérable, mais cependant pas en rapport avec l'époque de la grossesse (car le terme devait être arrivé), fit naître quelques doutes, elle se fit examiner par un chirurgien qui exerçait aussi l'art des accouchemens. Celui-ci annonça l'existence de la grossesse, et regarda les règles comme un signe de l'insertion du placenta sur l'orifice de la matrice. Plus tard elle fut examinée par une sage-femme expérimentée, qui lui déclara catégoriquement qu'elle n'était pas enceinte; mais elle ne dit pas de quoi dépendait le volume du ventre. Enfin on s'adressa à moi. Je ne trouvai également aucun signe de grossesse, et si ce n'est un vagin très-lubréfié et une échancrure assez profonde au col, rien d'extraordinaire. Le ventre

était saillant dans la région ombilicale et l'ombilic lui-même très-enfoncé, ce qui provenait évidemment de la graisse amassée dans la paroi abdominale et dans l'épiploon. La femme reçut
mon jugement négatif avec mauvaise humeur,
et rejeta toute la faute sur son mari. Une grande
obésité n'est pas favorable à la fécondité et moins
encore dans un âge avancé; elle est pour elle-
même une génération qui étouffe celle qui est
le résultat de l'union des deux sexes.

---

### NEUVIÈME OBSERVATION.

*Grossesse apparente basée sur un état leucophlegmati-
que, l'obésité et une anomalie dans la menstruation.*

Dans le courant du mois d'avril je fus consulté par une cuisinière, non mariée, grande,
forte et grasse, d'un teint blême, à yeux et cheveux noirs, sur l'irrégularité et la profusion de
ses règles, qui auparavant avaient toujours été
en ordre. Elle perdait du sang en caillots; ces
pertes étaient accompagnées de douleurs dans le
bas-ventre et dans les régions sacrée et iliaques,
qui se propagaient dans les cuisses; de spasmes
de l'estomac et de la vessie avec urines troubles,
de palpitations et d'une douleur fixe au-dessus
de l'orbite droite. En même temps elle avait des

douleurs rhumatismales dans les membres. Elle crut trouver la cause de ces désordres dans des fatigues qu'elle avait essuyées à l'occasion d'une fête où son savoir fut mis à l'épreuve et où elle avait été exposée à des changemens subits de température. Par l'exploration je ne trouvai aucun signe de maladie organique de l'utérus; seulement l'orifice externe était un peu béant, et le vagin lubréfié de sang; car elle en perdait continuellement, même hors de l'époque menstruelle. Je lui conseillai des bains souffrés, et en premier lieu, des embrocations spiritueuses sur le bas-ventre, intérieurement de l'alun à petites doses et du thé de mélisse. Par l'usage de ces moyens tout rentra bientôt dans l'ordre. Vers la fin du mois de novembre, cette personne se maria, et continua sa profession de cuisinière. Dans les mois de janvier et de février de l'année suivante, ses règles ne revinrent plus; comme elle eut aussi des faiblesses, et de temps en temps des vomissemens le matin, et que les mamelles devinrent sensibles et se gonflèrent, on ne douta plus qu'elle ne soit grosse. Cependant, au mois de mars, les règles reparurent sans qu'elle s'y attendît, et furent accompagnées de caillots de sang. Au commencement on pensa que c'était un avortement qu'elle avait essuyé; mais, comme dans les mois suivans la menstruation fut irrégulière, rare et peu copieuse; comme on vit le ventre s'élever de plus en plus, les mamelles rester plus grosses, et que la femme crut sentir les mouvemens de l'enfant, quoique d'une manière extraordinaire, on abandonna la première manière de voir, et l'on regarda le tout comme des phénomènes d'une grossesse compliquée de menstruation anormale; conclusion qui paraissait d'autant plus juste que le ventre s'élevait toujours sensiblement, et que ce gonflement était arrivé jusqu'à la région épigastrique, au point qu'on crut qu'elle accoucherait bientôt. L'étonnement fut extrême, quand au mois de septembre les règles se montrèrent de nouveau, furent très-copieuses, prirent, au mois d'octobre, la forme d'une hémorrhagie accompagnée de lypothymies, et furent précédées de douleurs insupportables dans la région sacrée : après cela le ventre parut moins volumineux, mais il était plutôt abaissé. Ces symptômes alarmans déterminèrent à faire appeler un accoucheur et une sage-femme. La femme se trouvait alors à la campagne auprès de ses maîtres. L'accoucheur qui l'explora pour la première fois au mois de septembre, crut reconnaître des parties du fœtus et l'insertion du placenta sur l'orifice. Au mois d'octobre, il annonça une grossesse de quatre mois. La sage-femme était assez modeste pour convenir qu'elle ne savait pas où elle en était. Au commencement de novembre, la femme revint à Vienne, et me fit alors appeler. Elle avait un extérieur bouffi (leucophlegmatique); du reste elle se trouvait assez bien, si l'on excepte une grande faiblesse qui était la suite des pertes qu'elle avait essuyées; ses yeux noirs étaient même encore étincelans. A la vue, le bas-ventre avait tout-à-fait la forme de celui d'une femme dans les derniers temps de la grossesse. Dans une position horizontale, son volume diminua beaucoup, et ne parut pas en disproportion avec le reste du corps. La paroi abdominale était si grasse autour du nombril (qui n'était ni saillant, ni enfoncé, et dont l'anneau était dilaté de près d'un pouce) qu'elle pouvait à peine être saisie avec les deux mains. A cet endroit le bas-ventre formait une saillie limitée. Lorsque la femme fut couchée, cette proéminence s'approcha davantage de l'épigastre; la région hypogastrique devint libre et plus facile à être explorée. J'enfonçai profondément ma main et je trouvai tout mou et vide; les autres régions ne laissèrent rien présumer de l'existence d'un fœtus. Par le vagin je ne trouvai pas non plus des signes manifestes de grossesse; l'orifice était conformé comme lors de l'exploration du 5 avril; seulement le col me parut un peu gonflé. Le vagin était très-humide. Sur cela je déclarai

à la femme qu'elle n'était pas enceinte, et je lui
conseillai d'abord de nouveau l'usage de l'alun
et des embrocations spiritueuses. Dans la suite
je crus que des toniques plus forts, unis à des
diurétiques, pourraient être nécessaires pour
prévenir l'hydropisie. Je voulus seulement laisser
passer la prochaine menstruation qui devait avoir
lieu peu de temps après. Les règles parurent le
22, précisement après quatre semaines, sans douleurs dans la région sacrée. D'abord elles furent
peu abondantes, séreuses et accompagnées, les
deux premières nuits, d'un bruit sortant du
vagin semblable à celui qui est occasioné par
des vents qui accompagnent ordinairement une
selle diarrhoïque provoquée par un purgatif;
plus tard elles devinrent copieuses et foncées en
couleur, cependant sans caillots, à la fin de nouveau séreuses : en tout, l'écoulement dura dix
jours. Il restait encore un sentiment de lassitude,
mais qui se dissipa bientôt; de manière que,
lors de ma visite du 30 décembre, il existait
un bien-être général. La femme prétendit avoir
senti les mouvemens de l'enfant un jour entier
après la cessation des menstrues. Je me proposai
de l'examiner encore une fois avec toute l'exac-
titude possible. Dans la station, le ventre avait
tout-à-fait la forme de celui d'une femme au septième mois de la grossesse ; la région épigastrique

était libre et vide, puis s'élevant tout d'un coup, il faisait une saillie égale et circonscrite, plus fortement prononcée dans la région ombilicale, et ne diminuait que peu de haut en bas, de manière à pouvoir être saisi et soulevé en entier dans l'hypogastre. Le pressait-on dans cette position, il paraissait tendu, mais très-élastique et fluctuant. Dans la position horizontale il augmentait de volume dans la région épigastrique, mais sans s'aplatir et sans perdre son élévation circonscrite; seulement il n'était plus si tendu. Il supportait facilement tout attouchement, même toute pression, sans douleur, mais la paroi abdominale était si épaisse, qu'il était impossible de reconnaître son contenu. Nulle part on ne rencontrait de dureté; autant qu'il était possible de s'en assurer, tout était mou, sans fluctuation sensible, même là où les tégumens moins épais permettaient de mieux explorer, dans les flancs et principalement dans l'hypogastre. L'anneau ombilical était toujours dilaté de près d'un pouce; cependant la peau ne faisait aucune saillie. Par l'exploration vaginale je trouvai le col de la matrice au centre du bassin; les lèvres du museau de tanche étaient un peu épaisses, gonflées, molles, d'une égale longueur, et laissaient entre elles un enfoncement infundibuliforme; le col non développé, seulement un peu gros. Je ne pus pas explorer la matrice, parce qu'elle était trop élevée pour mon doigt; je ne pus également pas la sentir au-dessus du pubis. Pendant l'exploration, qui dura un peu long-temps, à cause de la difficulté que j'éprouvai à atteindre les parties plus élevées de la matrice, le vagin sécréta une grande quantité de mucosités. Je répétai l'exploration vaginale la femme étant debout, sans pouvoir obtenir un résultat différent. D'après cela il resta décidé que la grossesse supposée de huit mois ne pouvait avoir lieu. Comme la femme assura alors qu'il était impossible qu'il pût exister une grossesse moins avancée, je fus obligé de m'en tenir à ma première conclusion, de n'admettre aucune grossesse, et de laisser au temps, qui est le meilleur juge dans ces sortes de cas, à nous en apprendre davantage. En attendant je recommandai toujours l'usage de l'alun, du thé de mélisse et des embrocations pour corriger le relâchement général et fortifier le bas-ventre. Quatre semaines après, je fus de nouveau visiter la femme : elle se trouvait très-bien. La dernière menstruation avait été naturelle; mais depuis elle avait un écoulement muqueux et séreux. Le volume du ventre avait diminué très-sensiblement, et il n'était plus question de grossesse. D'après moi, l'état de cette femme était un gonflement leucophlegmatique

du tissu cellulaire et de la graisse, avec tendance
à l'hydropisie.

## C. ANOMALIES DE LA MENSTRUATION.

### DIXIÈME OBSERVATION.

*Supposition de grossesse occassionée par une anomalie
chlorotique des règles.*

La femme d'un banquier, âgée de dix-huit
ans, élancée et maigre, à yeux et cheveux noirs,
d'une stature très-belle, mais un peu mâle, était
mariée depuis un an et demi sans avoir été menstruée auparavant. Peu de temps après ses règles
apparurent; mais elles furent séreuses et peu
abondantes; elles ne se montrèrent que deux fois;
puis un état chlorotique se manisfesta. On employa contre la chlorose les remèdes convenables,
sous la direction d'un médecin renommé, et
entre autres les bains de Bade, près Vienne. Sous
l'influence de ce traitement, les règles revinrent,
mais sans type régulier et stable. En tout, elles
ne s'étaient montrées que cinq fois, et depuis
trois mois elles n'avaient plus paru. Les symptômes de la chlorose ayant complétement cessé, la

6.

jeune femme se portant bien, et sentant depuis plusieurs jours une aversion pour sa boisson favorite, le café; croyant en outre que ses mamelles augmentaient de volume, les jeunes mariés prirent ces phénomènes pour des signes de grossesse. Mais le médecin ne fut pas du même avis, et proposa à la jeune femme de se faire examiner. L'on s'adressa à moi. Je ne pus trouver, ni par l'exploration ventrale, ni par le toucher proprement dit, aucun signe qui eut annoncé l'existence d'une grossesse. Ce qui fixa mon attention, ce fut la forme particulière de la portion vaginale du col de l'utérus : elle était extraordinairement épaisse et arrondie, comme on ne la trouve pas communément chez les vierges ou chez les femmes qui n'ont jamais eu d'enfans. Elle était en même temps tout-à-fait hors de l'axe du bassin ; l'orifice était étroit et presque comme dans l'état virginal. D'après ma manière de voir, le retard et l'irrégularité de la menstruation, avaient eu une cause plus obscure. La forme du corps, quoique belle en elle-même, laissait apercevoir quelque chose de masculin, comme si la nature s'était trompée en greffant des organes femelles sur un individu mâle. Je ne pus déterminer jusqu'à quel point la sphère intellectuelle participait à cet état, ne connaissant nullement la personne ; mais il me parut qu'elle n'avait rien de ce sentiment de pudeur qui manque rarement aux jeunes femmes qui n'ont point encore accouché, et qui se trahit malgré elles lorsqu'elles sont explorées par un homme.

## ONZIÈME OBSERVATION.

*Grossesse imaginaire basée sur des congestions de sang dans le système veineux abdominal.*

Une jeune fille, de dix-huit ans, d'une constitution molle, d'un teint blême, menstruée convenablement, mais peu, accoutumée à une vie sédentaire, et antérieurement atteinte d'une maladie du foie, eut, il y a dix mois, un tel saignement de nez, qu'elle fut exposée à perdre la vie. Comme elle avait lieu de penser qu'elle pouvait être devenue enceinte à cette époque, elle se crut réellement grosse, quoique ses règles continuassent à couler, et s'aperçut en même temps que son ventre augmentait de volume. Quatre mois après, elle perdit, par le vagin, sans grandes douleurs, beaucoup de sang liquide et grumeleux, mêlé de sérosité, ce qui occasiona une diminution dans le volume du ventre qui restait cependant toujours plus gros qu'à l'ordinaire, surtout dans les régions épigastrique et ombilicale. Elle eut même diverses espèces d'envies comme les femmes enceintes en éprouvent et elle prétendit sentir des mouvemens extraordinaires dans le ventre : tout cela la fortifia dans l'idée qu'elle était grosse. Jusqu'alors elle avait seulement été examinée par une sage-femme qui, avant que la perte dont il a été fait mention eut eu lieu, la déclara enceinte, mais ne reconnut plus aucun signe de grossesse après. En l'explorant, je trouvai la matrice vide et la portion vaginale du col tout-à-fait naturelle, excepté un peu plus longue, et, quant à l'orifice externe qui était à peine perceptible, dans l'état virginal. Le volume du ventre n'était pas circonscrit comme lorsqu'il est le résultat de la distension de la matrice : sa forme et sa disposition semblaient plutôt dépendre d'un boursoufflement des intestins; avec cela la région épigastrique, là où se trouve le lobe gauche du foie, était très-sensible à la moindre pression. Je conclus de ce que j'avais observé qu'il y avait chez cette personne une maladie du foie qui a occasioné un dérangement dans la circulation, principalement dans le système de la veineporte, ce qui peut fort bien avoir été la cause occasionelle des saignemens de nez et des hémorrhagies utérines. Si la grossesse a réellement existé auparavant, l'écoulement de sang et de sérosité qui s'est manifesté était un précurseur de l'avortement, et peut-être encore la suite de congestions dans le système veineux abdominal.

***

## DOUZIÈME OBSERVATION.

*Phénomènes propres à l'âge de retour, sous forme de signes de grossesse.*

La comtesse ***, âgée de quarante-huit ans, mais paraissant bien plus vieille encore, d'une constitution molle, d'une stature moyenne, avec une grosse tête, une figure longue, des lèvres plombées et une physionomie mâle, mère de quinze enfans à terme, dont le dernier vint au monde il y a sept ans, toujours régulièrement et copieusement menstruée, sujette, pendant ses grossesses, à des pertes de sang grumeleux et autres symptômes, tels que vomissemens, dyspnée, palpitations, pensa qu'elle pourrait être de nouveau enceinte, lorsqu'au mois de janvier de l'année dernière elle ne vit pas ses règles et eut des envies de vomir. Au mois d'août de la même année, elle se rendit à Tœplitz, où elle fit usage des eaux jusqu'au mois de septembre, et retourna ensuite à Vienne parfaitement bien portante, seulement les règles n'avaient pas reparu. Cet état de bien-être dura jusqu'au commencement d'octobre. A cette époque, les incommodités or-

dinaires de la grossesse se montrèrent de nouveau, et prirent de jour en jour plus d'intensité :
vomissemens, dyspnée, éclampsies avec orthopnée
et lypothymies, avec la différence cependant que
ces phénomènes étaient très-variables, ne duraient pas long-temps et faisaient place dans un
instant à un état tout opposé, c'est-à-dire au bien-
être. En attendant le ventre augmenta de volume comme dans une grossesse; les mamelles
furent douloureuses de temps à autre, et depuis
quelques jours la dame crut sentir les mouvemens de l'enfant. Il n'y avait pas un indice de
règles, point de tuméfaction des pieds, point de
toux, point de douleur particulière dans la position horizontale, aucune diminution dans la
sécrétion de l'urine. Comme il s'agissait, avant
tout, de résoudre le problême d'existence ou de
non existence de la grossesse, on entreprit plus
tard, et sur le conseil du médecin ordinaire,
homme de beaucoup de talent et un des premiers médecins de Vienne, plusieurs examens
qui furent faits en partie par une sage-femme et
en partie par un accoucheur renommé, mais qui
ne donnèrent jamais un résultat satisfaisant. Je
fus appelé au mois de février de l'année suivante. L'importance du cas demanda des recherches exactes et minutieuses. Je trouvai le
ventre très-volumineux, pendant en forme de

sac, avec saillie de l'ombilic, au point que l'emploi d'un bandage était devenu nécessaire. Dans le décubitus sur le dos il remonta, s'aplatit, se fondit pour ainsi dire en large et s'éleva jusqu'à l'épigastre. En le palpant, je ne découvris aucune dureté ni aucun indice de fœtus, aussi peu qu'une fluctuation ou une tumeur circonscrite ressemblant à la matrice. Tout le bas-ventre était mou, flasque, sans aucune tension; seulement plus plein qu'à l'ordinaire. La partie inférieure tombait par dessus le pubis (ventre en besace), de manière que pour explorer la région hypogastrique, je fus obligé de glisser ma main sous la tumeur. Quand la dame se couchait d'un côté, le ventre gagnait autant en volume de ce même côté qu'il perdait de l'autre. Dans la station il avait tout-à-fait la forme de celui d'une femme enceinte au sixième mois au plus. Par l'exploration vaginale je trouvai le museau de tanche sans aucun changement qui aurait pu indiquer une grossesse; il était même beaucoup plus petit qu'à l'ordinaire, ratatiné et dur. Comme je ne pus trouver de signe réel de grossesse par aucune voie d'examen, je n'hésitai plus à donner mon jugement d'après les résultats obtenus, d'autant plus que l'épuisement de la faculté génératrice par des enfantemens réitérés et par l'âge avancé, était encore bien dé-

montrée par l'état de la portion vaginale. Je
ne pus hasarder que des soupçons sur le véritable état de la personne. Il me parut probable que, chez une femme ordinairement bien
menstruée, la cessation subite de cet écoulement périodique devait produire une pléthore
du système veineux abdominal, et déjà, par cela
seul, une augmentation de volume du ventre,
sans compter ce qui peut encore être attribué
au ventre en besace et à l'accumulation de
graisse qui se remarque ordinairement dans ces
sortes de circonstances. L'organe central de la
*veinosité* (le foie) devait nécessairement se trouver en opposition avec l'organe central de *l'ar-
tériosité*, par la perte de l'équilibre du système
circulatoire, et l'on pouvait craindre avec raison
que la nature, pour rétablir cet équilibre, ne
pût pas développer les forces nécessaires dans un
corps aussi affaibli et dans un moment aussi critique, et qu'elle ne succombât d'autant plus sûrement que la veinosité avait originellement la pré-
pondérance. En effet, il s'établit, dans la suite,
des symptômes qui annoncèrent que la vie était
en danger: difficulté extrême de respirer, anxiétés, oppressions du cœur, étouffemens, lypothymies, froid des extrémités, etc.; ces symptômes
ne purent être écartés que par l'application de
plusieurs sangsues et l'administration de mercure

doux et de digitale à temps opportun. Il y eut
de l'amélioration et même retour complet de la
santé; mais tout cela n'était que temporaire. Un
second accès, semblable au premier, termina la
vie de la malade. On trouva après la mort une
hydropisie du péricarde et une dilatation contre
nature du cœur; outre cela une grande accumulation de graisse dans les parois du bas-ventre.

## TREIZIÈME OBSERVATION.

*Grossesse imaginaire chez une nouvelle mariée, par la
rétention des menstrues , avec gonflement du bas-
ventre.*

Une très-jeune femme, d'une constitution délicate , rachitique, à figure mignonne , menstruée pour la première fois à l'âge de treize ans,
la première année régulièrement, dans la suite
très-peu et irrégulièrement (avec retards), mais
sans incommodités, perdit ses règles aussitôt après
son mariage, et se crut enceinte, parce que son
ventre grossissait. Une sage-femme déclara en
effet qu'elle l'était. Après neuf mois elle ressentit
des douleurs avec ténesme, semblables à celles
de l'enfantement, sans que l'accouchement s'en
fût suivi ou qu'un corps étranger quelconque
eût été expulsé (auparavant elle avait vu un peu

de mucus teint de sang après un exercice un peu fatigant). Ensuite le ventre se détuméfia, et toute espérance de grossesse s'évanouit. Pour être plus sûre, elle se fit examiner par un accoucheur qui déclara positivement qu'elle n'était pas enceinte. Après cette réponse catégorique, elle s'adressa à un médecin très-honorable, qui lui prescrivit des pilules composées d'extrait de Trèfle d'eau, de Savon, de G. Galb: et de Masse pilulaire de Ruff.; en même temps il lui ordonna de se faire examiner avant de prendre de ces pilules. Je trouvai le bas-ventre médiocrement élevé, mais très-tendu et plein, cependant sans indice d'obstructions, de duretés ou de tumeur. L'attouchement ne causait aucun mal, excepté dans le côté gauche, qui, de l'hypochondre jusqu'au pubis, était depuis assez longtemps le siége de sensations douloureuses. La matrice était petite, enfoncée dans le bassin et un peu oblique (le fond à droite, le col à gauche), le col plus long qu'à l'ordinaire, peu volumineux, et se terminant en une portion vaginale mince et comme amputée. D'après cet état de choses il n'y eut plus à penser à une grossesse. J'attribuai le volume augmenté du bas-ventre, de même que les autres symptômes, à une pléthore abdominale par suite de la rétention des menstrues, et cette rétention elle-même au

retard de la puberté, quoiqu'il n'y eût pas de
véritable chlorose : aussi la femme ne se plaignait que de douleurs dans la région sacrée et
de congestions vers la tête. Je recommandai
l'usage de bains généraux tièdes et de bains de
pieds.

---

## QUATORZIÈME OBSERVATION.

*Supposition de grossesse chez une dame voisine de l'âge
critique.*

Une dame de quarante-un ans, pléthorique,
grande et maigre, mais robuste, qui avait accouché sept fois, et pour la dernière, neuf ans
auparavant, qui était sujette aux rhumatis-
mes et aux hémorrhoïdes, menstruée pour la
première fois à l'âge de treize ans, n'eut point
ses règles au mois d'avril, après avoir essuyé une
fièvre rhumatismale; elles reparurent au mois de
mai, et s'arrêtèrent de nouveau pendant trois périodes consécutives. Comme le ventre et les mamelles se gonflèrent en même temps, elle se crut
enceinte; elle fut fortifiée dans cette idée lorsque
vers le milieu de sa grossesse supposée elle crut
sentir les mouvemens de l'enfant. Cependant, après
trois mois de cessation complète de la menstruation, il s'établit de nouveau, pendant quelques
jours, un écoulement de sang par le vagin, ac-

compagné d'un léger mouvement fébrile ; on le regarda comme une hémorragie qui fut considérée comme une menace d'avortement. Trois semaines après on remarqua la même chose, et il en fut de même à la fin de septembre. On recherchait toujours la cause de ce symptôme, et l'on crut la trouver dans un exercice fatigant. Mais comme le volume du ventre ne s'accrut pas proportionnellement et que les mouvemens de l'enfant ne devinrent pas plus prononcés, la femme commença elle-même à douter qu'elle fût enceinte, et souhaita d'être examinée. Je ne pus découvrir ni extérieurement ni par le vagin aucun signe de grossesse, et je fus tenté de regarder cet état comme une anomalie de la menstruation, qui prédisait l'approche de l'âge critique. Je trouvai la cause de cette suppression prématurée des règles dans une puberté précoce et en partie dans la constitution mâle de cette personne.

## QUINZIÈME OBSERVATION.

*Grossesse apparente déterminée par la suppression de la menstruation.*

Une femme saine et robuste, âgée de trente-neuf ans, très-corpulente, qui avait accouché depuis long-temps pour la première et unique fois, voyait ses règles supprimées depuis quatorze mois (excepté qu'elle remarqua quelquefois un écoulement de sérosité rougeâtre), et se croyait enceinte. Il n'y avait en effet pas long-temps qu'elle avait ressenti des douleurs semblables à celles de l'accouchement. Elle se plaignait alors d'une pesanteur et d'une tension incommode des deux côtés du bas-ventre, dans le bassin et dans la région sacrée. On voulut connaître son état. Je trouvai un ventre très-gros, mais point d'indices de la présence d'un enfant, le museau de tanche élevé et à droite, gros, inégal et dur, principalement à la lèvre postérieure, le col alongé et non développé, l'utérus plus proéminent qu'à l'ordinaire au-dessus du pubis, mais sans dilatation proprement dite. D'après cela, je regardai l'état dans lequel se trouvait cette femme comme une suppression des menstrues, et l'augmentation du volume de l'utérus comme une suite d'une congestion sanguine. Je cherchai la cause de la maladie dans une stagnation du sang dans le système utérin et dans le bassin par défaut d'activité des vaisseaux, occasionée probablement par le changement de vie; car cette femme avait auparavant des occupations qui nécessitaient beaucoup de mouvement et même des efforts : alors elle menait une vie tranquille, et se trouvait à peu près dans une inaction absolue.

## SEIZIÈME OBSERVATION.

*Probabilités de l'existence d'une grossesse par une ré-
tention des menstrues pendant quatre mois, et autres
phénomènes.*

Une femme de la campagne, déjà d'un certain
âge, maigre, d'une constitution faible, sujette
aux affections spasmodiques, et long-temps sous
le poids de maladies du foie, ayant accouché
sept fois, et plusieurs fois avant terme, en dernier lieu deux ans auparavant, toujours menstruée régulièrement, mais n'ayant jamais eu de
règles pendant sa grossesse, se crut de nouveau
enceinte, et au commencement du sixième mois.
La marche particulière de cet état était la suivante : Les règles furent complétement supprimées pendant quatre périodes. Pendant cette
suppression, se manifestèrent différens symptômes de pléthore qui lui firent demander une
saignée, parce qu'elle en avait contracté l'habitude dans ses grossesses précédentes; son médecin la lui refusa, et chercha à y suppléer par des
moyens rafraîchissans et une diète appropriée.
Après quatre mois, il s'établit une perte de sang
journalière et continuelle par l'anus, qui était
cependant toujours modérée. Cette perte dura
trois semaines entières sans affaiblir la femme;
elle existait encore lorsqu'avec l'arrivée de la

cinquième période menstruelle, elle eut aussi un écoulement sanguinolent par le vagin qui dura plusieurs jours. Cet écoulement, sous forme d'une menstruation irrégulière, laissa après lui le sentiment d'une grande faiblesse, et fut suivi d'une grande agitation, avec fortes congestions vers la tête, un sentiment incommode de pulsation et une céphalalgie si intense, qu'il fallut avoir recours aux sangsues. Comme cette femme ne doutait pas un instant de sa grossesse, et qu'avant l'écoulement sanguin en question, elle voulait déjà avoir senti les mouvemens de l'enfant, elle fut très-effrayée de son état, et le regarda comme un prodrome d'un avortement imminent, ce qui donna occasion de me faire appeler. Dix jours après la cessation complète de l'écoulement sanguin, lorsque la femme eut tellement récupéré ses forces, qu'elle put se faire conduire en ville, je fus la visiter. Elle se plaignait de défaut d'appétit, de digestion lente, de constipations, de douleurs dans la région sacrée et d'une pesanteur désagréable du ventre, quoique celui-ci eut relativement un petit volume. Elle ressentait aussi quelque douleur dans les mammelles, et, depuis la veille, de nouveau des mouvemens d'enfant. Par l'examen que j'entrepris je trouvai le bas-ventre à la vérité gonflé, mais bien loin d'avoir le volume de celui d'une femme au sixième mois de

la grossesse; je ne pus non plus rien découvrir
qui ressemblât à un fœtus ou à la matrice dilatée. La tuméfaction était circonscrite et s'étendait
jusqu'au-dessus de l'ombilic. De ce point jusque
dans la partie supérieure de l'épigastre le ventre
était très-plat, très-sensible et résistant au toucher, même presque dur; ce que j'attribuai à une
affection organique du lobe gauche du foie. Par
le vagin je trouvai le museau de tanche très-élevé
et un peu dirigé à droite, ses lèvres molles, laissant entre elles un cercle très-arrondi qui présentait une petite ouverture de même forme à son
milieu. Il me fut impossible d'atteindre le corps
de la matrice. Je ne pus pas même reconnaître la
forme de cette dernière par l'exploration simultanée extérieure et intérieure. Dans cet état des
choses je n'osai porter un jugement déterminé;
cependant je crus la grossesse très-problématique,
et je démentis nettement qu'elle pût être de six
mois. De toute manière je demandai à examiner
cette personne une seconde fois après quatre
semaines. Il ne s'était passé que quinze jours
lorsque je fus de nouveau appelé. J'appris que
dix jours avant, juste à l'époque menstruelle, il
s'était encore montré du sang par le vagin; cet
écoulement était tout-à-fait semblable à la menstruation, en quantité, en nature, en cours et en
durée, sans influer aucunement sur la santé de la

personne. Le ventre était tout aussi gros qu'auparavant ; seulement sa circonférence variait : les mouvemens d'enfant étaient moins prononcés. Pour décider la chose, j'entrepris la seconde exploration, qui donna les résultats suivans : le ventre formait une élévation circonscrite jusqu'au-dessus du nombril, mais il était mou, sans trace de contenu solide, seulement un peu plus plein dans le côté droit que partout ailleurs ; le museau de tanche était élevé et plus à droite, sans lèvres, mais ayant un bord épais et arrondi, et une ouverture de la grandeur d'un pois ; avec cela mobile, ne présentant au doigt explorateur qu'une petite partie de sa longueur à gauche, à cause d'une adhérence contre nature qu'il avait contractée avec la paroi latérale droite du vagin, adhérence qui était probablement la cause de son élévation, de sa position excentrique et de l'absence des lèvres. Encore cette fois-ci j'eus toutes les peines, au moyen de l'exploration simultanée, de m'assurer du volume et de la forme de la matrice. Le fond ne me parut pas dilaté, mais il était très-élevé au-dessus des pubis et tout-à-fait en rapport avec la position élevée du col. Je conclus qu'il n'y avait point de grossesse, et je fis dériver le flux hémorrhoïdal qui s'était manifesté, les congestions vers la tête et l'irrégularité de la menstruation, de la gêne de la circulation dans le système veineux abdominal, principalement dans la veine-porte, et cette gêne elle-même de l'affection du foie, sous le poids de laquelle la femme se trouvait depuis plusieurs années. Ce qui démontre que cet organe était malade, c'est la douleur forte occasionée par une pression très-modérée sur l'épigastre et sur la partie voisine de la région hypochondriaque, et les plaintes de la femme sur un sentiment de pulsation dans la région de l'estomac, ce à quoi correspondent la difficulté de la digestion et les constipations. La suite a démontré la justesse de ce diagnostic.

## DIX-SEPTIÈME OBSERVATION.

*Supposition de l'existence d'une grossesse chez une jeune fille atteinte de suppression des règles.*

Une fille de vingt-trois ans, forte, saine et corpulente, menstruée depuis l'âge de dix-sept ans, régulièrement, mais peu, perdit, il y a trois mois, tout à coup ses règles par une frayeur; le lendemain elles reparurent, mais en très-petite quantité; cette suppression n'a entraîné aucun accident. Depuis ce moment elles ne se sont plus montrées. Vers la seconde période menstruelle elle ressentit des douleurs violentes dans le bas-ventre et à l'estomac, qui s'étendaient jusque dans la poitrine, et revinrent si fortement, sous forme d'accès, qu'elle croyait y succomber, et fut obligée de consulter un médecin sur les prescriptions duquel les douleurs s'apaisèrent un peu, mais revenaient également toujours. Quoiqu'il fût invraisemblable qu'une grossesse pût avoir lieu, la fille ne déguisa pas que la chose était possible. Je ne voulais pas me presser de l'examiner, avant que les accidens n'en fissent voir la nécessité, parce que je crus de mon devoir de respecter sa pudeur. Je lui prescrivis une saignée modérée, qui fit cesser tout-à-fait les accès. Quelques semaines après, cette fille vint me demander des moyens pour faire revenir ses règles qui avaient encore manqué de paraître à la dernière époque. Comme la question sur l'existence ou la non-existence de la grossesse n'était pas résolue, je désirai d'entreprendre d'abord l'exploration, et la personne ne s'y refusa pas. Je trouvai toutes les parties de l'utérus accessibles au toucher, sans aucun signe de grossesse et dans l'état virginal; seulement la fente transversale qui représente l'orifice externe n'était pas aussi étroite qu'à l'ordinaire, et à la lèvre antérieure il y avait deux petites échancrures, telles qu'on les trouve chez des femmes qui ont déjà accouché; variété qui fait voir combien l'on ose peu se fier à de pareilles fentes sous le rapport séméiotique. D'après cela, je n'hésitai pas un instant de prescrire à la malade des pillules composées d'Extrait d'Absinthe, de G. Galbanum et d'Assa fœtida, ainsi que des bains de pieds. Ces moyens ne manquèrent pas de produire l'effet que j'en attendais.

## DIX-HUITIÈME OBSERVATION.

*Grossesse imaginaire chez une nouvelle mariée, basée sur une anomalie chlorotique des règles.*

Une femme de dix-huit ans, mariée au mois d'avril à un veuf déjà âgé, mais robuste; petite, potelée et jolie, seulement un peu pâle, toujours régulièrement et assez copieusement menstruée jusqu'à deux mois avant la célébration de ses noces, pendant lesquels il y avait suppression, mais sans phénomènes morbides concomitans, avait depuis son mariage des règles peu copieuses et peu colorées, qui duraient à peu près un jour et plus, et étaient accompagnées de douleurs dans la région sacrée et dans les lombes. Comme le bas-ventre augmentait en même temps de volume, son époux, désirant beaucoup d'avoir de la progéniture, la crut enceinte, tandis que le médecin ordinaire pensa le contraire. La jeune femme disait éprouver des malaises, et voulut même avoir senti quelques mouvemens dans le ventre. Le mari fit de plus la remarque, qu'elle ne manifestait plus autant de plaisir lors de l'union conjugale, qu'auparavant, ce qu'il regardait aussi comme un signe de grossesse. Enfin cette personne était sujette à des accès de spasmes accompagnés de défaillance. Comme l'exploration interne me fut formellement refusée, tant par pudeur que parce que le mari manifestait quelque répugnance à voir sa femme soumise à cette opération, je fus obligé de m'en tenir à l'examen du bas-ventre, que je fis par-dessus la chemise et en présence du mari. Je trouvai l'abdomen élevé, mais sans aucune trace d'utérus en état de grossesse. Nous convînmes d'attendre encore un mois, et alors l'exploration interne devait être permise, si, dans l'intervalle, la grossesse ne devenait pas plus évidente; car mon opinion était, que la personne était chlorotique, et qu'il fallait recourir à des moyens appropriés pour ramener la santé. En partant, le médecin ordinaire, plus familier que moi avec les relations matrimoniales de ces époux, éveilla mon attention sur l'indifférence que la femme avait pour son mari. Il me dit aussi qu'il regardait les prétendus spasmes comme de véritables attaques d'épilepsie; du moins, disait-il, ils en ont toute la forme. Nous conclûmes de là que l'anomalie menstruelle et les spasmes avaient un certain rapport entre eux. Enfin je dirai que plus tard tous les prétendus signes de grossesse disparurent, et que déjà avant, on avait renoncé entièrement à croire la jeune femme enceinte.

## D. ALTÉRATIONS ORGANIQUES DE LA MATRICE.

### DIX-NEUVIÈME OBSERVATION.

*Signes de grossesse, avec épaississement et dilatation du segment inférieur de la matrice.*

Une femme de quarante ans, riche, passionnée, adonnée à l'oisiveté, et faisant bonne chère, d'une forte constitution, à cheveux noirs, yeux gris, et peau rude et jaune, maigre et atrabilaire, sans aucune éducation intellectuelle, mais ayant de grandes prétentions de distinction, qui avait accouché quatre fois régulièrement et avait fait en dernier lieu un avortement, se crut de nouveau enceinte, lorsque cinq ans après elle vit manquer une fois ses règles, qui étaient ordinairement très-régulières ; elle en douta d'autant moins que toutes ses grossesses précédentes s'étaient annoncées par la suppression de cette évacuation. Elle fut très-étonnée de voir s'établir dans le courant du mois suivant un écoulement assez abondant de sang décoloré et séreux. Craignant d'avorter, elle me fit appeler aussitôt. Je lui conseillai le repos et ordonnai des boissons rafraîchissantes, l'élixir acide de Haller et autres choses semblables. Quelques jours après, l'écoulement cessa, mais il reparut au bout de trois semaines, et de même dans la suite; seulement il était plus abondant et se manifestait d'une manière plus irrégulière, le plus souvent quelques jours plus tôt. Cet écoulement était accompagné de douleurs dans la région sacrée, et quelques jours avant et après elle ressentait une pesanteur désagréable dans le bassin, comme si la matrice avait voulu s'échapper, surtout quand elle marchait. Pendant que le sang coulait, elle était abattue et plus impressionable; elle prenait un extérieur maladif; le sommeil était interrompu, et elle avait des agitations avec des congestions de sang vers la tête. J'ordonnai une émulsion d'amandes pour boisson et une solution d'alun à prendre par cuillerées à bouche. Dans cet état des choses la région hypogastrique s'éleva, les mamelles se tuméfièrent, et, après quelques mois, la femme assura qu'elle ressentait les mouvemens de l'enfant. Je ne doutai plus alors de l'existence de la grossesse; je craignais seulement, à chaque retour de l'écoulement sanguin, un avortement. Les moyens ordinaires pour arrêter ces pertes de sang ne faisant pas l'effet désiré, je proposai une saignée générale, qui fut pratiquée, mais n'eut pas plus de succès. Alors je commençai à regarder ces phénomènes comme ceux d'une véritable menstruation; supposition qui me paraissait d'autant plus vraisemblable, que la marche de l'écoulement était tout-à-fait naturelle. Je conseillai à la malade de ne plus prendre aucun médicament et de garder le repos, ce qu'elle n'observa pas; elle crut, au contraire, bien faire en continuant l'usage de l'alun à la dose de dix à douze grains, dissous dans de l'eau de canelle, aussi long-temps que durait la perte. En attendant le volume du bas-ventre s'accrut de jour en jour; les mouvemens de l'enfant devinrent plus prononcés d'après le dire de la femme; « cependant, ajoutait-elle, ils ne sont pas si forts, ni si fréquens, ni de la même espèce, que dans mes grossesses précédentes. » Du reste, elle se trouvait bien, reprit plus tard une bonne mine et devint en dernier lieu très-grasse aux hanches, aux fesses et aux cuisses. Elle était si loin de douter qu'elle fût grosse, qu'elle engagea une bonne d'enfans, fit préparer des langes et avertit une sage-femme. On ne remarquait rien d'extraordinaire chez elle, sinon que le ventre s'affaissait chaque fois sensiblement quand elle avait une perte, et que, dans les derniers mois, elle eut tous les huit jours une diarrhée spontanée et sans coliques, qui durait un ou deux jours et cessait ensuite d'elle-même. Au huitième mois de sa grossesse supposée, je lui fis une visite. Le peu de volume de l'abdomen, qui n'était nullement en rapport avec l'époque où elle croyait être arrivée, fixa de suite mon attention. Je ne pus remettre plus long-temps un examen complet: je l'entrepris la femme étant couchée. Le bas-ventre était médiocrement élevé, sans tension extraordinaire, du reste ayant la même forme que celui d'une femme enceinte; mais lorsqu'on le pressait un peu fortement, on trouvait qu'il ne contenait rien de semblable à la matrice développée. Par le vagin, je trouvai le segment inférieur de la matrice dilaté, arrondi, ferme, mais avec cela élastique, comme lorsqu'on touche une substance caverneuse; conique; le col proprement dit était effacé, il se terminait en pointe dans le museau de tanche, ce dernier était à peine marqué par un rebord circulaire; un petit enfoncement lenticulaire à son milieu représentait l'orifice externe; le tout était dirigé à droite; mais, ni par l'exploration ventrale, ni par l'exploration vaginale, je n'ai pu trouver une trace de fœtus ni d'un autre corps étranger. Cette forme par-

ticulière de l'utérus me donna quelques inquiétudes. Voulait-on admettre l'existence de la grossesse, à la vérité la chose la plus invraisemblable
de toutes, on ne pouvait concevoir cet état spongieux et élastique du segment inférieur que par
l'implantation du placenta sur l'orifice; en ad-
mettant qu'il n'y avait pas grossesse, il fallait
croire à une maladie organique de l'utérus ou à
l'existence d'un corps étranger dans sa cavité.
Cependant l'un et l'autre de ces états étaient con-
tredits par l'absence d'autres symptômes qui man-
quent rarement dans ces cas. Je communiquai
mes inquiétudes au mari, en lui proposant de
faire venir un autre accoucheur; mais il ne
voulut pas en entendre parler. Nous convînmes
de laisser passer encore un mois. Au bout de
ce temps, j'entrepris une seconde exploration.
Le bas-ventre était alors plus mou encore, et seulement dans la région iliaque gauche, où se trouvait probablement le fond de l'utérus, plus plein
et douloureux à la pression. Le museau de tanche était toujours fortement dirigé à droite,
fermé, mais plus marqué; le col se reformait
aussi et reprenait sa figure ordinaire, de même
que le segment inférieur de l'utérus, qui était
moins dur et moins tuméfié. La malade dit que
les mouvemens de l'enfant étaient plus rares,
plus faibles et moins distincts. Je n'hésitai plus

alors à la déclarer non enceinte, d'autant plus qu'elle n'était pas incommodée du reste et qu'elle avait repris de l'embonpoint depuis à peu près un mois. La suite confirma complétement ce jugement, et on ne pensa plus à une grossesse.

Je suis tenté de croire que dans ce cas il y a eu afflux de sang vers la matrice avec épaississement et raréfaction de son tissu, ayant pour base une force formatrice exaltée par une *sensualité* excessive, qui eut pour dernier résultat le développement d'un état qui simulait une grossesse. Peut-être aussi n'était-ce qu'une sorte de congestion hémorrhoïdale, à laquelle la personne paraissait très-disposée en raison de sa constitution, de son tempérament et de sa manière de vivre, quoiqu'elle n'eût jamais eu à souffrir des hémorrhoïdes; ou était-ce simplement une maladie de l'utérus produite par l'âge de retour; affection qui se transforme souvent en squirrhe, et qui se serait résolue heureusement dans ce cas?

## VINGTIÈME OBSERVATION.

*Induration de l'utérus avec symptômes d'avortement, confondue avec une grossesse.*

Un médecin très-estimable me fit demander

en consultation pour une veuve d'un certain âge, qui, après quelque dérangement survenu dans l'écoulement de ses règles, souffrait de grandes douleurs dans la région sacrée, dans les hanches et dans le bas-ventre. Ces douleurs, qui étaient accompagnées de ténesme, inquiétaient tellement la malade, qu'elle n'eut pas de repos ni jour ni nuit, et qu'elle prit la fièvre. On soupçonnait une grossesse ou une maladie organique de l'utérus. Pour savoir le véritable état des choses, on l'avait fait examiner par une sage-femme, qui déclara qu'elle était enceinte, et sur le point de faire une fausse couche. Cette nouvelle ne fut pas agréable à la veuve; cependant elle convint que cela pouvait être possible, parce qu'elle avait eu commerce avec un homme. On attendit alors l'issue de l'avortement; mais il ne s'effectua pas. Comme les accidens devenaient néanmoins de plus en plus graves et ajoutaient de nouvelles inquiétudes à celles que la malade avait déjà, on me fit appeler. Je la trouvai très-affaiblie et souffrante; elle avait de la fièvre, des insomnies et beaucoup d'inquiétude. Les douleurs qu'elle ressentait ressemblaient à des contractions utérines et étaient accompagnées de ténesme; le bas-ventre était gonflé et tendu; les selles douloureuses et affaiblissantes; point d'écoulement par le vagin. J'entrepris l'exploration, pensant avoir à faire à une grossesse; mais je trouvai tout autre chose. La matrice entière était descendue profondément dans le bassin, le museau de tanche dirigé un peu en avant; elle était pesante, plus volumineuse qu'à l'ordinaire, dure, principalement à sa paroi postérieure, qui comprimait le rectum. Cet état devint plus clair encore lorsque je touchai par l'anus. L'opération elle-même était un peu douloureuse pour la femme, parce que toutes les parties à explorer étaient très-sensibles. Je déclarai qu'elle était atteinte d'un squirrhe commençant de l'utérus, qui occupait principalement les parties indiquées, d'où dépendaient l'obliquité en arrière de la matrice, la constipation, le ténesme continuel, le ballonnement du ventre par rétention de matières fécales et de gaz intestinaux, etc. Comme le médecin ordinaire, qui avait souvent montré qu'il avait beaucoup de confiance en moi, fut content de ce diagnostic, nous cherchâmes à nous entendre sur les moyens à employer, et, quoique nous ne trouvâmes aucun signe de syphilis cachée, nous crûmes devoir tenter en premier lieu l'emploi du calomel, et parce qu'uni à l'opium il avait quelquefois été couronné de succès entre les mains de feu le professeur Dömling (*Archives de médecine* de Horn; vol. IV, 1ᵉʳ cahier, pag. 610 [1]) et parce que l'on avait quelque autre raison pour croire à la possibilité de l'existence du virus vénérien. Déjà le second jour la malade fut sensiblement soulagée, c'est ce qui l'engagea à continuer de suivre les prescriptions de son médecin, lorsqu'un deuxième accoucheur appelé quelque temps après, déclara, après avoir touché, que le tout n'était qu'une accumulation de matières fécales dans le rectum qu'il fallait évacuer. Le résultat du traitement commencé fut si satisfaisant, qu'après l'espace de cinq semaines, la malade était délivrée de tous ses maux. Elle avait pris matin et soir un demi-grain de calomel avec un quart de grain d'opium et fait des frictions d'onguent mercuriel qu'elle continua encore quelque temps après sa guérison ; en même temps elle avait fait usage de bains généraux.

---

## VINGT-UNIÈME OBSERVATION.

*Grossesse apparente déterminée par un état stéatomateux probablement des deux ovaires.*

Une femme de quarante ans, d'un tempéra-

---

[1] Horn, *Archiv für medizinische Erfahrung*, B. 4, H. 1, S. 610; Berlin, 1803. Aujourd'hui que le mercure est à l'ordre du jour, on n'aurait même plus besoin de cette justification.

ment bilieux, à yeux noirs et étincelans, mariée depuis seize ans sans être devenue enceinte,
et menstruée abondamment et régulièrement
toutes les trois semaines, se soupçonnait grosse,
parce qu'une fois ses règles avaient été moins copieuses qu'à l'ordinaire, que son ventre était plus
volumineux et plus tendu, qu'elle y ressentait
de la pesanteur, enfin, parce qu'elle avait depuis
quinze jours des douleurs dans les lombes et dans
la région ombilicale. Son médecin lui ordonna
un purgatif qui fit cesser les douleurs ; mais,
comme il supposait aussi qu'elle était enceinte,
il lui proposa de se faire examiner, et l'on s'a-
dressa à moi. Le bas-ventre avait le volume et
la forme de celui d'une femme grosse de six
mois. En l'explorant dans la position couchée,
je remarquai de suite derrière la paroi abdominale deux masses sphéroïdales et dures ; l'une,
du volume d'une tête d'adulte, se trouvait dans
le côté droit, et s'étendait supérieurement jusque dans la région du foie, et inférieurement
dans le grand bassin ; l'autre, plus petite, était
située plus à gauche, entre l'ombilic et le bassin.
Ces deux masses étaient placées l'une à côté de
l'autre, comme deux boules, et se touchaient
près de l'ombilic. Leur attouchement ne causait
aucune douleur à la malade, si l'on excepte celui
de quelques points de la tumeur qui était à droite.

Par le vagin, je trouvai tout le détroit supérieur rempli par une masse dure et uniforme, semblable à celles que l'on sentait à travers la paroi abdominale, et la portion vaginale de l'utérus effacée, de sorte qu'il ne restait plus que le museau de tanche, dirigé à gauche, mou, à orifice transversal, large et béant. Je conclus de tout cela que l'utérus lui-même et l'ovaire gauche, ou les deux ovaires, en supposant que l'utérus fût sain et seulement déplacé, avaient subi un changement morbide, et étaient devenus stéatomateux.

## VINGT-DEUXIÈME OBSERVATION.

*Maladie de l'utérus ayant donné lieu à la supposition d'une grossesse.*

Une femme âgée de plus de trente ans, d'un teint jaune, à yeux foncés, d'un tempérament errotique, mariée depuis quelques mois seulement, conclut de quelques phénomènes très-équivoques, entre autres d'une certaine sensation dans le bas-ventre, comme s'il y avait quelque chose de vivant, qu'elle était enceinte, et se fit examiner par deux sages-femmes, dont l'une fut pour et l'autre contre l'existence de la grossesse. Pour décider la chose, je fus invité par son médecin ordinaire à l'examiner à mon tour. J'appris que les règles coulaient périodiquement, seulement moins abondamment qu'à l'ordinaire, en anticipant un peu, et sans coliques; que les mamelles se tuméfiaient et étaient souvent douloureuses; que journellement, vers midi, elle éprouvait une sensation incommode dans la région épigastrique, qui s'étendait jusque dans l'hypochondre droit, et diminuait après avoir mangé; que le ventre se développait beaucoup de temps à autre, et s'affaissait de nouveau; que la pression au-dessus du pubis était douloureuse; enfin, que la cuisse droite était parfois comme endormie; du reste toutes les fonctions se faisaient bien. Ces phénomènes étaient regardés par les époux comme des signes d'une grossesse, et la femme soutenait opiniâtrement qu'elle était au sixième mois. Cependant l'exploration que j'entrepris me donna des résultats tout-à-fait négatifs: je ne trouvai aucune trace de grossesse, mais des états pathologiques du foie et de la matrice. Le petit lobe du foie était tuméfié, dur et douloureux au toucher (la malade avoua qu'elle avait eu autrefois la jaunisse); l'utérus était oblique à droite, et si enfoncé dans l'excavation que le museau de tanche touchait le périné. Il était impossible de le circonscrire pour s'assurer de l'état de la lèvre postérieure; l'antérieure était tuméfiée, arrondie

8.

et très-douloureuse au moindre attouchement, comme dans un état inflammatoire; l'orifice externe n'était nullement dans un état virginal. Le col de l'utérus était plus volumineux qu'à l'ordinaire; le corps me parut dans l'état naturel; cependant une pression exercée sur la région hypogastrique causait de la douleur; de plus, la malade disait ressentir des douleurs sourdes dans la région sacrée, ce qu'elle attribuait à un état hémorrhoïdal.

Cette femme avait donc une maladie du foie et une autre de la matrice, et n'était pas enceinte, ce qu'aucune sage-femme ne pouvait découvrir. Cependant cinq mois après elle conçut, parvint à terme et eut un accouchement heureux jusqu'au placenta, dont on fut obligé de faire l'extraction.

---

## VINGT-TROISIÈME OBSERVATION.

*Affection organique de l'utérus, avec signes précaires de grossesse.*

Une femme peu avancée en âge, maigre, à yeux et cheveux foncés, d'une constitution faible, qui avait accouché quatre fois, ordinairement un peu avant le terme et promptement, d'enfans faibles qui moururent peu après leur naissance, se crut, après quatre ans de repos, de nouveau enceinte de quatre mois, quoique pendant ce laps de temps elle eût toujours été bien réglée; seulement, à la première période, le sang avait été moins foncé qu'à l'ordinaire. En général, elle n'était menstruée que toutes les cinq semaines et jamais fortement; mais dans ses grossesses précédentes, elle avait été réglée plusieurs fois encore dans les commencemens. Elle donnait pour preuve de sa grossesse actuelle la turgescence et la sensibilité des mamelles et l'écoulement d'une sérosité lymphatique par les mamelons, phénomènes qu'elle disait avoir observés dans toutes ses autres grossesses; elle prétendait même sentir depuis quelques jours les mouvemens de l'enfant. Depuis le commencement de cet état de grossesse supposé, des signes d'une autre espèce s'étaient encore montrés, qui annonçaient un état maladif de l'utérus, tel que des tiraillemens dans les lombes et dans la région sacrée, quelquefois accompagnés de ténesme, et un écoulement muqueux, parfois sanguinolent, par le vagin. Elle avait en outre habituellement des maux de tête, des spasmes et des constipations. Ces particularités portèrent le médecin qu'elle avait choisi depuis peu, à penser que la grossesse était compliquée d'une maladie organique de la matrice, d'autant plus que l'exploration faite par une sage-femme avait fourni des données favorables à cette supposition, et qu'il y avait en même temps des indices de l'existence d'une syphillis constitutionnelle. Pour savoir à quoi s'en tenir, il conseilla à la femme de se faire examiner de nouveau, et par un accoucheur; ce que je fis en sa présence. Je trouvai que l'abdomen avait à la vérité un volume extraordinaire, mais seulement dans la partie moyenne supérieure; dans la région hypogastrique il était mou, et nullement gonflé; je ne trouvai rien qui ressemblât à la matrice développée, encore moins un fœtus. L'exploration interne donna le même résultat. En fixant avec l'indicateur la portion vaginale, et exerçant avec l'autre main une pression au-dessus du pubis, je sentis distinctement l'utérus petit et vide; son fond n'atteignait pas même le rebord du détroit supérieur. Lorsque j'eus reconnu qu'il n'y avait pas de grossesse, je fixai mon attention sur l'état des parties génitales: la portion vaginale du col de l'utérus était tellement contournée sur son axe que la lèvre antérieure du museau de tanche était dirigée à droite, la postérieure à gauche, et la fente qui les sépare, d'avant en arrière; la lèvre droite (antérieure) était petite, et du reste dans l'état naturel; la lèvre gauche (postérieure), au contraire, était volumineuse et inégale, surtout à deux endroits qui étaient élevés en forme de tubercules et d'une consistance cartilagineuse. Cette augmentation de volume de la lèvre postérieure du museau de tanche s'étendait aussi sur la portion voisine du col lui-même; enfin, toute la matrice était plus enfoncée qu'à l'ordinaire dans le petit bassin, et son orifice externe était dirigé vers la courbure du sacrum; du reste, ni l'attouchement de ces parties, ni une pression exercée sur la région hypogastrique, n'excitaient de la douleur. Il était donc évident qu'une portion du col de l'utérus avait subi un changement partiel de structure qui ne me parut cependant pas de la nature du squirrhe, attendu que j'ai rencontré plusieurs fois de ces tubercules cartilagineux dans l'une ou l'autre lèvre du col utérin, chez des femmes saines du reste, mais surtout chez d'autres qui étaient soupçonnées d'être syphillitiques. C'est pour cette raison que je serai plus disposé d'attribuer ce changement de texture et de forme à une cause de cette nature.

Cette femme, que j'ai examinée le 2 janvier et déclarée non enceinte, vint me trouver le 25 mai, et me raconta ce qui suit. Les pilules qui ont été ordonnées par les médecins consultans l'ont rendue de plus en plus souffrante, faible et maigre (ces pilules étaient composées d'extraits amers et d'antispasmodiques); elle fut consulter ensuite M. le docteur S.*, qui lui ordonna, outre certains remèdes connus, des pilules pour provoquer l'écoulement menstruel, supprimé depuis notre visite du 2 janvier. Sous l'influence de ce traitement, elle a recouvré un bon appétit, des forces et de l'embonpoint, en un mot, la santé; et en effet, elle avait une fort bonne mine. M. le docteur S* lui a recommandé en dernier lieu de prendre des bains tièdes. Sur le premier bain qu'elle a pris, trois jours avant de venir me voir, elle a ressenti de suite des mouvemens dans le bas-ventre; elle a aussi perdu, ce même jour, quelques gouttes de sang par le vagin. Depuis ce moment elle ressentait toujours des mouvemens comme ceux d'un enfant, et des douleurs avec ténesme, semblables aux maux de l'enfantement; enfin elle demandait à savoir dans quel état elle était. En palpant le bas-ventre à travers les vêtemens, je le trouvai gros et élastique à sa partie inférieure, comme chez une enceinte. Je fis coucher la femme pour l'explorer plus soigneusement. Je fus très-étonné alors de trouver l'abdomen uniformément développé, fluctuant, et dans la région sous-ombilicale, des parties d'un fœtus comme chez une femme grosse de cinq mois. Le nombril ne faisait pas saillie, mais il était de niveau avec la peau, très-mince et mou; la tuméfaction du bas-ventre s'élevait déjà un peu au-dessus du nombril. Le fœtus était profondément situé, et le fond de l'utérus ne contenait que de l'eau. Par le toucher, je trouvai la portion vaginale du col de la matrice très-élevée, au point que l'on ne pouvait explorer que la lèvre antérieure, qui n'était plus déviée comme au 1ᵉʳ janvier; sa position était naturelle; en même temps elle était molle et gonflée. Il ne pouvait plus y avoir de doutes sur l'existence de la grossesse; seulement il était incertain de combien elle était avancée. D'après la manière de compter de la femme, elle aurait été au neuvième mois, et les douleurs accompagnées de ténesme qu'elle ressentait semblaient le prouver; mais le peu de volume du ventre, la petitesse du fœtus et le peu de temps depuis lequel elle en sentait les mouvemens, annonçaient tout au plus la fin du cinquième mois. Elle avait probablement déjà conçu lorsque je l'examinai le 2 janvier; la petite quantité et le peu de couleur des règles s'expliqueraient facilement dans cette supposition.

On voit par cette observation combien le diagnostic devient difficile quand il existe, en même temps qu'une grossesse, un changement organique ou toute autre maladie de la matrice. Ce qu'il y a de plus singulier dans ce cas, c'est que d'abord la menstruation n'était pas interrompue, et que la femme croyait en même temps sentir remuer son enfant, tandis qu'elle ne pouvait pas encore en avoir la perception. Le 15 juin, je vis de nouveau cette personne; le repos avait fait cesser tous les accidens, et la grossesse continuait sa marche ordinaire.

## E. ÉTATS HYSTÉRIQUES.

## VINGT-QUATRIÈME OBSERVATION.

*Gonflement du bas-ventre et des mamelles dépendant d'un état hystérique, confondu avec une grossesse.*

La femme d'un officier, âgée de près de quarante ans, d'une taille élevée, maigre, délicate, à cheveux blonds, sujette à des irrégularités de la menstruation et à des spasmes hystériques; croyait être devenue enceinte peu après que son mari fût revenu d'une campagne. Elle était mariée depuis quinze ans, et n'avait été grosse qu'une seule fois pendant ce laps de temps; c'était durant sa première année de mariage; alors elle avait fait une fausse couche au sixième mois. L'augmentation progressive du volume de son bas-ventre, la sensation d'une espèce de mouvement qu'elle y éprouvait, la turgescence et la douleur de son sein, la fortifièrent de plus en plus dans sa croyance. Cependant je ne pus me convaincre de l'existence d'une grossesse par aucune voie d'exploration. Dans le bas-ventre il n'y avait aucune tumeur circonscrite, point de fluctuation ni de dureté, et par le vagin on ne trouvait aucune expansion de l'utérus; le museau de tanche était à la vérité épais, bouffi, et l'orifice externe arrondi (un signe de grossesse très-important chez les primipares, ce qui n'était pas le cas ici); mais je ne crus pas devoir y faire une attention spéciale, parce que tous les autres signes manquaient, et que les règles n'étaient nullement dérangées. Du reste, cette personne se portait bien; elle se plaignait seulement d'un boursoufflement du ventre après avoir dîné, sans que l'appétit et la digestion en souffrissent. Un mois après je la revis de nouveau : le ventre et les mamelles étaient toujours plus développés qu'à l'ordinaire, elle pouvait même, en pressant ces dernières, en faire sortir un peu de sérosité noirâtre. Le désir d'être enceinte lui fit faire une expérience singulière, qu'elle répéta en ma présence : elle se frotta fortement la région sacrée avec une main, ce qui fut suivi d'une élévation visible et d'une tension manifeste de tout le bas-ventre. Elle confondait ces mouvemens de la paroi abdominale avec ceux d'un enfant. Elle ressentait aussi souvent des douleurs dans la région sacrée. Par l'examen qu'elle me força d'entreprendre, je trouvai tout dans le même état que la première fois. La portion vaginale du col de l'utérus était à la vérité élevée, gonflée et molle ; mais, en explorant le bas-ventre, je trouvai la matrice derrière les pubis, dans la profondeur du bassin ; elle était très-petite et sans aucune dilatation. Je regardai cet état comme une espèce d'hystérie, ayant sa source dans l'utérus, et pouvant avoir été provoquée par un coït exercé avec trop de chaleur, après une longue abstinence.

## VINGT-CINQUIÈME OBSERVATION.

*État hystérique, avec signes de grossesse.*

Je fus appelé en consultation, en même temps que les professeurs B* et R*, auprès d'une femme de trente ans, d'une constitution délicate, du reste en assez bonne santé, qui n'avait jamais conçu pendant neuf années d'un heureux mariage, et qui, depuis quinze mois, était sujette à des irrégularités et à une suppression partielle de la menstruation. Ces symptômes étaient survenus à la suite de différentes incommodités graves qui avaient débuté par de la fièvre et une menstruation anticipée, copieuse et de quinze jours de durée, suivie d'une suppression de quatre mois, avec une affection inflammatoire périodique des poumons, qui nécessita des saignées répétées, et qui était probablement l'effet d'une métastase de sang menstruel vers la poitrine. Les règles reparurent ensuite en plus grande abondance qu'à l'ordinaire, et furent suivies d'un grand soulagement ; puis elles furent supprimées de nouveau pendant cinq mois. Dans cet intervalle le bas-ventre se tuméfia, et les mamelles augmentèrent de volume; ce qui fit croire à la femme qu'elle était enceinte. Vers le milieu du mois de novembre 1814, elle perdit tout-à-coup par le vagin une certaine quantité d'eau d'une odeur fétide, mêlée d'un peu de sang; cet écoulement fut accompagné de douleurs semblables aux maux de l'enfantement. Déjà quelque temps auparavant elle avait perdu du sang en caillots. Ces particularités la déterminèrent à faire appeler un accoucheur, qui l'examina à différentes reprises, et qui ne trouva d'abord point de grossesse; mais dans la suite il crut en reconnaître les signes certains, et fixa le terme au mois de mai 1815. En attendant la femme sentit différentes espèces de mouvemens, principalement des battemens, qui furent tous attribués à l'enfant; le bas-ventre se développa jusqu'à la région épigastrique, des douleurs fortes s'y firent ressentir, ainsi que dans la région lombaire, douleurs qui se propageaient souvent à l'estomac et au cou, où elles faisaient naître une constriction comme dans un accès d'hystérie. On employa différens remèdes pour combattre ces accidens, mais sans succès. Des frictions peu ménagées sur le bas-ventre avec un onguent, y faisaient naître des douleurs atroces. Enfin, l'accoucheur déclara de nouveau que la malade n'était pas enceinte. Le médecin ordinaire prescrivit alors de l'extrait de chiendent liquide, avec un sel neutre en solution aqueuse. Cette potion augmenta la sécrétion des urines, et le bas-ventre diminua manifestement de volume, surtout dans sa partie supérieure ; néanmoins, les douleurs dont il a été parlé continuèrent à se faire sentir avec la même intensité et avec la même fréquence, et forcèrent la malade de rester continuellement couchée sur le dos, la poitrine courbée en avant. Le 20 mars 1815, elle se trouvait dans l'état suivant. Lorsqu'elle était debout, son ventre avait le volume de celui d'une femme enceinte de six mois environ ; la distension la plus forte se trouvait entre l'ombilic et le pubis ; la région épigastrique était tout-à-fait libre ; couchée sur le dos, la tumeur que formait le bas-ventre était moins circonscrite ; cependant elle ne s'applatissait pas ; l'ombilic était enfoncé. L'exploration faisait naître de la douleur. Autant qu'on pouvait s'en assurer, il n'y avait aucun corps étranger ni aucune dureté dans le bas-ventre, dont la partie inférieure avait plutôt une certaine rénitence élastique qui semblait être occasionée par un liquide contenu dans un réservoir particulier, par exemple dans l'utérus. Le col de la matrice était élevé, difficile à atteindre, et sans dilatation. Le museau de tanche était un peu gonflé et mou; on n'y remarquait pas des lèvres bien distinctes; l'orifice externe était très-étroit, fermé, et bouché par des mucosités. De ce qui précède, je crus pouvoir tirer les conséquences suivantes: 1° qu'il n'y avait pas de grossesse vraie; 2° que cependant le siége principal de la maladie était l'utérus, dans lequel il y avait probablement une accumulation d'eau, peut-être avec des hydatides, ou une autre espèce de mole. Sur cela nous convînmes que l'art ne pouvait pas intervenir directement, mais qu'il fallait chercher à provoquer l'expulsion de ce qui était contenu dans la matrice, par des bains tièdes, par des embrocations huileuses sur le bas-ventre, et par de légers diurétiques. Je revis la malade le 5 mai; elle se sentait très-soulagée par les bains : la région sous-ombilicale était seule encore tuméfiée; la respiration était par là moins gênée, et la malade supportait plus facilement le coucher sur le dos ; seulement depuis trois jours elle sentait de nouveau des douleurs plus fortes et brûlantes, et des tiraillemens qui, de l'ombilic, se dirigeaient vers les côtés, souvent aussi vers le cou, où elles faisaient naître un sentiment de constriction ; l'ombilic lui-même était fortement rétracté et caché dans une fossette profonde ; l'hypogastre était élevé et tendu, même lorsque la malade était couchée sur le dos ; cette même région était si sensible, qu'un attouchement un peu rude faisait naître des douleurs ; c'est pour cette raison que l'exploration ventrale ne fournit rien de satisfaisant. La portion vaginale de l'utérus était moins élevée, et pouvait être explorée plus facilement ; l'orifice externe se trouvait dans l'état vierge, et ni le col ni le segment inférieur n'étaient dilatés. La malade ne perdait ni en blanc ni en rouge ; ses mamelles étaient un peu turgescentes et douloureuses ; les urines montraient souvent un dépôt muqueux et quelquefois sablonneux ; son état général était du reste assez satisfaisant. Je conviens sincèrement que je ne sus que faire de cet état, et que je revins toujours à croire à l'existence d'une mole ou d'un autre corps étranger dans la matrice.

Au mois d'octobre, la malade fut prise d'un tremblement douloureux et convulsif de tout le corps, qui se manifesta périodiquement, avec plus ou moins d'intensité, et fit craindre au commencement pour sa vie. Lorsque cet état eut duré pendant quelque temps, le bas-ventre diminua de volume et devint plus libre; plus tard on observa de grandes irrégularités dans l'excrétion alvine; les selles furent nombreuses et accompagnées de ténesme: outre une grande quantité de mucus, elles entraînaient beaucoup de lambeaux membraneux d'une odeur fétide. Ceci fit soupçonner la présence d'un tœnia, qui, malgré l'emploi d'un grand nombre de moyens efficaces, ne fut pas confirmée; puis la femme commença à sentir des douleurs dans les deux cuisses, principalement dans celle du côté gauche, douleurs auxquelles se joignaient souvent des contractions spasmodiques qui faisaient sauter le membre à une certaine hauteur, et qu'elle attribua sérieusement à un os de quelques pouces de longueur et de l'épaisseur d'un doigt, qui changeait continuellement de position, et, se déplaçant avec la plus grande célérité, se trouvait tantôt dans les fesses, tantôt dans la partie supérieure d'une cuisse, tantôt dans une jambe ou dans un pied, quelquefois même dans les orteils; cependant elle n'a jamais pu le sentir sous la peau. Elle était complétement convaincue que cet os s'était trouvé antérieurement dans le bas-ventre, et avait causé là, par son déplacement continuel, toutes les douleurs et toutes les incommodités qu'elle souffrait alors; elle prétendait même qu'il avait été pointu, et que pour cette raison il l'avait fait souffrir davantage. En février 1817, lorsque je la vis pour la dernière fois, elle se trouvait généralement bien; cependant les douleurs spasmodiques des extrémités inférieures ne l'avaient pas encore complétement quittée. Son extérieur était bon, son teint naturel, mais la face entière, les yeux surtout, exprimaient un état de souffrance; le bas-ventre n'était plus élevé et se trouvait tout-à-fait dans l'état normal. Elle était complétement revenue de l'idée fixe d'une grossesse, quoiqu'elle eût été menstruée fort rarement et peu; pendant six mois ses règles avaient même été complétement supprimées. La disposition de son esprit excitait de la compassion; elle parlait de ses maux les larmes aux yeux, et avec un abandon touchant. Quoique jamais tout-à-fait sans douleurs, elle se croyait heureuse parce qu'elles avaient abandonné les parties génitales et le bas-ventre, où elles avaient été insupportables.

Il n'y a pas de doute que cette femme ne fût sujette à une espèce d'hystérie qui faisait naître une idée fixe après l'autre; celles-ci, quoique illusoires, reposaient cependant sur un fond matériel. Les spasmes qu'elle ressentait avaient tous les caractères de l'hystérie. C'est aussi à cette dernière qu'il faut attribuer la marche anormale des règles. Il reste toujours remarquable que la forte distension du ventre disparut après des évacuations alvines copieuses; mais ce phénomène seul ne nous explique pas l'état antérieur de la personne. Le tout n'était-il qu'un symptôme d'hystérie, et les contractions spasmodiques qui se sont manifestées au mois d'octobre n'étaient-elles qu'un simple métachématisme de cette affection nerveuse; ou la cause première, doit-elle être cherchée autre part que dans la matrice, et celle-ci aurait-elle seulement joué un rôle secondaire? J'abandonne la solution de ce problème à des praticiens éclairés.

## VINGT-SIXIÈME OBSERVATION.

*Mouvemens spasmodiques et convulsifs du bas-ventre pris pour des mouvemens d'enfant.*

Une femme de quarante ans environ, grande et forte, qui avait accouché plusieurs fois, et qui en septembre avait fait un avortement au troisième mois de la grossesse qui fut considéré par sa sage-femme comme l'expulsion d'une mole, commença à ressentir, au mois de décembre, après la cessation de l'écoulement lochial, certains mouvemens spasmodiques dans le bas-ventre qui ressemblaient aux mouvemens d'un fœtus et qui la portèrent à croire qu'elle n'avait pas cessé d'être enceinte. La sage-femme la fortifia dans cette idée, de manière qu'elle compta accoucher au mois de mars de l'année suivante. L'augmentation du volume du ventre parut confirmer l'opinion qu'on s'était formée; seulement les règles, qui s'étaient arrêtées chaque fois qu'elle avait été grosse, continuaient à couler régulièrement. Ce phénomène, joint aux mouvemens plus forts et en quelque sorte périodiques qu'elle ressentait à mesure qu'elle croyait avancer dans sa grossesse, la déterminèrent à consulter un accoucheur, qui, après l'avoir examinée, déclara qu'elle n'était pas enceinte, regarda son état comme spasmodique, et lui prescrivit une mixture échauffante à prendre par cuillerées à bouche. Après la prise de la première dose de ce médicament, se déclarèrent des spasmes convulsifs généraux, qui durèrent plusieurs heures sans que la malade perdit connaissance, et qui furent enfin écartés par les soins que lui prodiguèrent plusieurs médecins qui avaient été appelés aussitôt. Quinze jours après, je lui fis ma première visite; je la trouvai assez bien; elle avait encore de temps en temps quelques ressentimens de spasmes dans les muscles du bas-ventre. Le médecin qui la traitait voulut que je l'examinasse. Le bas-ventre était

un peu gonflé, mais ni par lui ni par le vagin,
je ne pus découvrir le moindre signe de grossesse ou de quelqu'état maladif de l'utérus; cet
organe était léger, mobile, petit et presque
insensible. Je pensai néanmoins que cette affection spasmadique devait être regardée comme
un effet de l'avortement que cette femme avait
essuyé, qu'elle avait sa source dans la matrice
même, et que les meilleurs moyens curatifs à
employer étaient les bains tièdes. Je tâchai de
trouver dans la suite l'occasion de m'entretenir avec le médecin traitant qui avait vu la malade pendant un accès; il me dit que le spasme
commença dans les muscles du bas-ventre, se
propagea de là aux extrémités, et ressemblait,
quant à la forme, à la danse de Saint-Guy; et,
considérant la maladie comme sthénique, il avait
employé la méthode antiphlogistique, en commençant par un purgatif salin, qui a remis tout
en ordre; du reste il pensait que l'utérus n'y
était pour rien. Quoique j'eusse beaucoup de
confiance en ce médecin, je ne pus cependant
pas me ranger à son opinion, parce que je connus une femme, très-sensible à la vérité, et délicate, qui eut une fois, après un avortement
de six semaines, et d'autres fois pendant l'écoulement des règles et peu après, des spasmes convulsifs dans le diaphragme et dans les extrémités

inférieures, qui avaient une grande analogie avec la danse de Saint-Guy, et qui étaient également périodiques. Ceci me fit croire que ces spasmes participaient plutôt de l'hystérie, qui, comme l'on sait, ne supporte pas non plus toujours les antispasmodiques échauffans.

## F. ILLUSION PURE.

### VINGT-SEPTIÈME OBSERVATION.

*Grossesse imaginaire, sans aucun signe qui aurait pu la faire soupçonner, chez une nouvelle mariée presque encore enfant.*

Une femme de dix-sept ans, fraîche, à yeux noirs, maigre, et ayant l'air d'un enfant, mariée depuis quelques mois, prétendait être enceinte, et voulut se faire examiner, parce que son sein devenait plus volumineux, et qu'elle ressentait ou croyait ressentir des mouvemens inaccoutumés dans le bas-ventre, quoiqu'avec cela elle fût régulièrement menstruée, et même plus copieusement qu'à l'ordinaire. En l'explorant, je trouvai la matrice comme chez une vierge, le col long et grêle, la portion vaginale courte et résistante, l'orifice externe fermé, marqué par une fente transversale très-étroite, les lèvres du museau de tanche à peine distinctes, l'antérieure un peu plus longue que la postérieure. Je déclarai à la personne qu'elle s'était fait illusion, qu'elle n'était pas enceinte, mais qu'elle pourrait le devenir. Trois mois après elle revint me voir, et se plaignit que ses règles étaient moins abondantes et plus séreuses qu'à l'ordinaire, qu'elle ressentait souvent des douleurs dans la région sacrée et dans le bas-ventre, douleurs qui s'étaient exaspérées quelque temps auparavant, et l'avaient retenue plusieurs jours au lit. La sage-femme de l'endroit où elle demeurait prétendait qu'il devait y avoir un corps étranger dans la matrice; c'est pourquoi elle demanda à être examinée de nouveau. Cet examen n'eut point d'autre résultat que celui que j'avais entrepris la première fois, le 9 juillet. Parce qu'elle voulait absolument avoir quelque médicament, je lui prescrivis des pilules composées d'Extrait amer, de Pissenlit et d'Assa fœtida, et un onguent composé d'onguent de Guimauve, de Camphre et d'huile de Jusquiame, pour faire des embrocations sur le bas-ventre. Je voulus lever par ces moyens le spasme fixé sur le système sanguin de l'utérus, et prévenir un état chlorotique, quoique la constitution de la personne ne laissât pas présumer le développement de cette maladie. Je la revis un mois après; elle était consolée, parce que, par l'usage des moyens que je lui avais ordonnés, ses règles avaient repris leur caractère accoutumé.

En recherchant avec soin les causes qui ont pu empêcher ou retarder la conception chez cette personne, je n'ai rien trouvé qui aurait pu être regardé comme tel. Elle menait une vie laborieuse, et prétendait avoir un mari robuste de quarante ans environ, qu'elle aimait. Quarante ans n'est pas justement un âge trop avancé pour un mari, mais cependant disproportionné avec celui d'une femme de dix-sept ans, qui a l'air d'une petite fille qui commence seulement à mûrir, et qui est encore enfant.

---

## VINGT-HUITIÈME OBSERVATION.

*Grossesse imaginaire chez une femme nourrice.*

Une femme de dix-huit ans, saine, grasse, petite et fraîche, à yeux foncés et étincelans, à peau fine et blanche, qui était accouchée depuis onze mois, à peu près, de son premier enfant, qu'elle allaitait elle-même avec un succès complet, parce qu'elle avait beaucoup de lait, conclut de certaines sensations vagues et de légères anomalies dans son appétit, qu'elle avait conçu de nouveau, à peu près au sixième mois après l'accouchement. Elle fut fortifiée dans cette croyance par

le rapport d'une sage-femme par laquelle elle
s'était fait examiner à cette époque. Là-dessus elle
entreprit un long voyage dont elle ne fût de
retour que quatre mois après. Aussitôt arrivée,
elle me consulta sur son état; elle se croyait sûrement grosse de cinq mois, et voulait sentir les
mouvemens de l'enfant. Il y avait à peu près
quatre semaines que ses règles s'étaient montrées
pour la première fois depuis ses couches; elles
avaient été peu abondantes. Elle nourrissait encore son enfant, qui était sain et gras; elle-même
était très-bien portante, et n'observait aucune
diminution dans la quantité de son lait. Je fus
étonné que son ventre n'eût pas plus de volume,
et je ne pus m'empêcher de lui communiquer
mes doutes sur son état; mais l'assurance qu'elle
me donna qu'elle était réellement enceinte m'y
fit croire d'abord, et je cherchai à m'expliquer
le volume disproportionné du bas-ventre par le
peu de développement du fœtus. Je crus devoir
insister alors sur ce que le nourrisson fût sevré;
on le fit avec toutes les précautions imaginables,
quoique pas sans difficulté. Il fallut plus de trois
semaines pour faire tarir le lait, et aussitôt que
sa sécrétion fut arrêtée les règles parurent; elles
furent plus abondantes que de coutume, mais
n'entraînèrent qu'un sentiment extraordinaire
de lassitude. Le volume du ventre diminua sen-

siblement; néanmoins on ne voulut pas aban-
donner l'hypothèse de l'existence d'une grossesse;
la femme prétendit constamment sentir les mouvemens de l'enfant, en partie dans la région iliaque
gauche, et en partie dans la région ombilicale. Le
médecin ordinaire, également induit en erreur,
ordonna, pendant la menstruation, la mixture
de Plenck, craignant un avortement. J'étais convaincu, de mon côté, de la non-existence de la
grossesse, et je n'attendis que la fin des règles
pour démontrer la vérité de mon assertion par
l'exploration. Par ménagement, je demandai seulement la permission d'explorer le ventre dans
une position horizontale, en supination, et par-
dessus la chemise. Je le trouvai un peu gras, mais
du reste plat, mou et vide; il n'y avait aucune
trace de dilatation de l'utérus ou d'un fœtus. La
suite a constaté la rectitude de mon jugement.

## G. ÉTATS IMPOSSIBLES A DÉTERMINER.

### VINGT-NEUVIÈME OBSERVATION.

*Grossesse illusoire avec tous les signes extérieurs, excepté
la suppression de l'écoulement menstruel.*

Une femme de vingt-huit ans environ, petite
et corpulente, d'une constitution molle, à yeux

bleus, cheveux longs, foncés, et peau blanche,
qui avait accouché pour la première et unique
fois quelques années auparavant, et qui avait eu
une hémorrhagie presque mortelle après la délivrance, croyait être sûrement enceinte, et
parvenue au troisième mois de sa seconde grossesse. Elle avait tiré cette conclusion de certaines anomalies de l'appétit, de l'augmentation
de volume des mamelles et d'un changement
particulier dans les fonctions intellectuelles, sur
lequel, comme l'on sait, les femmes grosses ne
savent rien dire de très-juste; mais les règles, qui
avaient été entièrement supprimées pendant la
première grossesse, coulaient périodiquement,
quoiqu'à des époques moins bien déterminées, et
en moindre quantité. Cette circonstance particulière fut la cause pour laquelle on me fit appeler.
Cette femme était intimement convaincue qu'elle
était grosse ; c'est pourquoi je n'insistai pas à l'examiner, et je fus disposé à regarder l'apparition
irrégulière de la menstruation comme un signe
d'avortement, d'autant plus que la personne
éprouvait en même temps un malaise général et
des douleurs dans la région sacrée. Je conseillai
par conséquent le repos, et je prescrivis l'Élixir
acide de Haller dans de l'eau sucrée ; là-dessus
l'écoulement sanguin cessa bientôt. Au quatrième
et au cinquième mois, les mêmes phénomènes se

montrèrent encore ; le bas-ventre commença à s'élever, mais beaucoup moins qu'à l'ordinaire. Comme l'écoulement sanguin reparut dans les mois suivans d'après un type régulier et avec un mieux-être marqué, je le considérai comme une véritable menstruation, et ne conseillai plus aucun moyen pour le supprimer. Le bas-ventre devint de plus en plus volumineux, et prit tout-à-fait la forme de celui d'une enceinte, et la femme crut ressentir quelques mouvemens du fœtus. Il en fut ainsi jusqu'à ce que l'époque de l'accouchement fut arrivée. Le ventre était distendu également et élevé comme au sixième mois de la grossesse. Je commençai alors à concevoir quelques doutes fondés sur l'existence d'une grossesse vraie, quoique la femme assurât toujours qu'elle ressentait les mouvemens de l'enfant, et que les mamelles fournissent, par une pression légère, une sérosité laiteuse. Comme elle se portait bien du reste, je la consolai en lui disant que probablement elle n'avait pas bien compté. Je crus, en effet, qu'il valait mieux attendre que le temps éclaircisse la chose. Elle fut très-contente de la consolation que je lui donnai, qui n'était au moins pas opposée à son désir ardent d'avoir un enfant (le premier était mort), et fixa son terme à trois mois. Mais cette époque se passa également sans aucun in-

cident particulier, si l'on excepte que vers la fin
elle éprouva une fois des douleurs semblables
aux maux de l'enfantement, qui la déterminèrent à me faire appeler. Une sage-femme l'avait,
en attendant, examinée plusieurs fois, et avait
assuré qu'elle sentait une partie du fœtus qu'elle
croyait être les fesses. Lors de mon arrivée je
trouvai le bas-ventre plus petit et moins élevé; je
demandai pour la première fois à la femme la permission de l'examiner. Le ventre était arrondi et
distendu depuis le pubis jusqu'à l'ombilic. et même
plus haut; sa mollesse élastique était de nature à
laisser indécis si elle provenait d'une accumulation d'air ou d'eau. Par l'exploration vaginale, je
ne trouvai pas un seul signe de grossesse; le col de
l'utérus était extraordinairement long. Je communiquai ma pensée au mari, mais je la laissai
seulement deviner à la femme, qui commençait
à devenir inquiète; je la consolai aussi bien que
possible, et lui conseillai de prendre souvent des
bains chauds. Ces derniers lui firent beaucoup
de bien; elle prit de l'embonpoint, eut un bon
appétit, mais voulut toujours encore sentir des
mouvemens dans le ventre, quoique pas de la
même espèce que dans sa première grossesse.
Pour savoir à quoi s'en tenir, je la persuadai,
quoiqu'avec peine, de se faire examiner par un
autre accoucheur, qui déclara qu'il n'y avait ni

vraie ni fausse grossesse, mais une accumulation
de graisse dans l'épiploon. Cette déclaration était
juste, puisque le ventre n'avait plus le même volume que dans les mois précédens, et la femme
ayant acquis plus d'embonpoint, il s'y était amassé
plus de graisse; mais, antérieurement, une toute
autre cause avait occasioné son développement
extraordinaire, son élévation jusqu'à la région
épigastrique et la mollesse élastique dont il jouis-
sait. Cet état ne pouvait provenir d'un boursoufflement des intestins, car la dilatation du bas-
ventre était trop égale et circonscrite. A en juger
d'après la forme, c'était une tympanite de l'utérus; je dis d'après la forme, parce que la nature
de la maladie me resta toujours inconnue. Il est
sûr que cette femme fut maladive pendant plusieurs mois, se plaignit de lassitudes, eut peu
d'appétit, une mauvaise mine et de fréquens
malaises, quelquefois même des défaillances; la
menstruation n'était pas non plus régulière. A
mesure que le bas-ventre diminua de volume,
ces accidens s'évanouirent, l'appétit revint, et
avec lui la fraîcheur du teint et l'embonpoint
général. Ces phénomènes, auxquels il faut encore
ajouter la présence d'un liquide lactescent dans
les mamelles, rendent très-probable et presque
certain qu'il y a eu un changement organique
transitoire dans la matrice.

## TRENTIÈME OBSERVATION.

*État impossible à déterminer, sous forme d'une
grossesse.*

Une femme de quarante ans, forte, saine, d'une
grosse corpulence et copieusement menstruée, qui
avait accouché cinq fois, et toujours à trois ans
d'intervalle, et avait allaité tous ses enfans elle-
même, remarqua, à la fin de février et au commencement de mars 1814, quatre ans après sa dernière couche, des phénomènes particuliers, tels
que dégoût pour les alimens, envies de vômir, etc.,
qui lui firent soupçonner qu'elle était de nouveau
enceinte; mais, comme ces phénomènes étaient
transitoires et n'existaient jamais au même degré
que dans ses grossesses précédentes; qu'outre cela,
les règles, qui s'étaient arrêtées chaque fois, continuaient à paraître, quoiqu'un peu irrégulièrement et en moindre abondance; elle conçut quelques doutes sur son état, surtout lorsqu'elle s'a-
perçut que le bas-ventre ne se développait pas non
plus régulièrement, puisque, dans l'espace de
trois mois, il avait acquis le volume de celui d'une
femme grosse de sept à huit mois, quoique cette
élévation se soit faite de bas en haut. L'incertitude
dans laquelle se trouvait son médecin ordinaire
le détermina à me faire appeler en consultation.

Le ventre avait tout-à-fait la forme, le volume et la fermeté élastique de celui d'une femme enceinte au huitième mois; la distension la plus considérable se trouvait sous l'épigastre. Cette forme ne variait dans aucune position. En même temps, l'ombilic était très-saillant, presque comme dans une exomphale, ce qui était une suite du relâchement de l'anneau dans les grossesses précédentes. La tension élastique du bas-ventre empêchait d'explorer son contenu; elle paraissait évidemment provenir d'une accumulation d'eau qui n'était pas renfermée dans la cavité du péritoine, mais dans un réservoir particulier, car l'ondulation du liquide n'était pas perceptible comme dans l'ascite, quand on percuttait le ventre. Par l'exploration vaginale, je trouvai le col de l'utérus plus long qu'à l'ordinaire, ses lèvres plus grandes et plus épaisses, quoique fermes. Je ne pus pas m'assurer exactement si le segment inférieur de l'utérus était dilaté, car la portion vaginale du col était si élevée, et la personne si grasse, qu'il me fut impossible d'examiner scrupuleusement cette région. Avec tout cela la femme se portait bien, avait un bon appétit, dormait tranquillement; seulement le poids du bas-ventre l'incommodait et la région hypochondriaque gauche était un peu douloureuse. Ce dernier phénomène appartenait aux incommodités ordinaires de ses grossesses. Elle n'apercevait aucun changement au sein, excepté qu'il était de temps en temps douloureux. Le diagnostic était difficile ; il était certain qu'il n'y avait pas de grossesse vraie, mais l'état réel et positif restait toujours inconnu. Je suis fâché de ne pas pouvoir donner la suite de cette observation ; la personne, qui était une étrangère, retourna un mois après dans son pays. Je la vis encore une fois avant son départ et je l'examinai avec toute l'attention possible, mais sans meilleur résultat. Elle se trouvait encore dans le même état, seulement elle prétendait sentir depuis quelques jours des mouvemens dans le bas-ventre, sur lesquels elle ne s'expliquait cependant pas clairement. Pendant l'intervalle de mes deux visites, elle avait été réglée abondamment et sans accident.

---

## TRENTE-UNIÈME OBSERVATION.

*Élévation du bas-ventre et douleurs intermittentes semblables à celles de l'accouchement, sans grossesse.*

La femme d'un fabricant, âgée de trente ans à peu près, et un peu cachectique, se crut, bientôt après avoir sevré son premier enfant, qu'elle avait nourri pendant onze semaines, de nouveau enceinte, parce qu'elle ressentait différens phé-

nomènes nerveux, et que son bas-ventre s'élevait insensiblement. Ses règles coulaient, à la
vérité, d'une manière périodique, mais elle
crut ne pas devoir s'y arrêter, attendu qu'elles
avaient aussi continué de se montrer pendant sa
première grossesse jusqu'aux deux derniers mois.
Sa sage-femme la confirma dans cette croyance.
Dans la suite, des douleurs avec ténesme, simulant des contractions de la matrice, se montrèrent à deux reprises différentes, au point qu'on
croyait le travail de l'accouchement déclaré ;
mais ces symptômes se calmèrent sans que rien ne
fût expulsé. Après que l'on eut attendu vainement
la fin de cette grossesse pendant quinze mois, la
femme revint de son illusion ; et, parce que son
ventre était toujours distendu outre mesure et lui
causait différentes incommodités, qu'en outre elle
y avait continuellement la sensation de la présence d'un corps étranger, elle consulta un médecin, qui me l'adressa pour l'examiner. J'entrepris
l'exploration en présence de l'homme de l'art, et
je trouvai les choses suivantes : le bas-ventre peu
élevé, sans indices de la présence d'un fœtus ou
d'un autre corps étranger, point de distension
de l'utérus, point de douleurs, seulement la région hypogastrique plus *pleine* qu'à l'ordinaire ;
par le vagin, je trouvai le col de l'utérus alongé,
le museau de tanche dirigé fortement en arrière,

mou et presque sans lèvres, comme chez des personnes qui n'ont point fait d'enfans; l'orifice hermétiquement fermé, la matrice de volume ordinaire, et n'offrant aucune trace de contenu étranger. D'après cela, je fus obligé de dire que la personne n'était pas enceinte, quoique la sage-femme eût annoncé récemment une grossesse de quatre mois, que quelques jours auparavant la patiente eût ressenti des douleurs intermittentes avec ténesme, et qu'une sérosité lactescente se fût montrée dans ses mamelles. Avec tout cela, elle assurait qu'elle ressentait des mouvemens extraordinaires dans l'abdomen, qu'elle comparait avec ceux d'un enfant, mais qui n'avaient cependant pas le même caractère que ceux qu'elle avait ressentis dans sa première grossesse. Tantôt le volume de son ventre augmentait, et tantôt il diminuait; souvent elle avait une diarrhée séreuse qui durait une ou deux heures et cessait alors spontanément; d'autres fois ses selles étaient sanguinolentes. Son médecin, un praticien expérimenté, soupçonna la présence d'un tœnia, et ce soupçon était en partie fondé, car la femme était aussi sujette à des lypothymies transitoires et à d'autres accidens qui sont des signes plus ou moins positifs de la présence du ver solitaire. La suite m'est restée inconnue,

10.

## TRENTE-DEUXIÈME OBSERVATION.

*Maladie chronique du bas-ventre avec signes de grossesse.*

Une femme âgée de trente et quelques années, d'une corpulence saine, à yeux foncés et étincelans, veuve depuis quatre mois, et n'ayant jamais eu d'enfant, s'aperçut, après la mort de son mari, que son ventre s'élevait comme chez une femme enceinte; en même temps ses mamelles secrétaient une sérosité lactescente, mais ses règles coulaient comme à l'ordinaire. Le ventre devenant très-sensible et même douloureux, son médecin lui ordonna une saignée; aussitôt après elle crut sentir les mouvemens de l'enfant. Ces mouvemens devinrent plus forts par la suite, et l'abdomen augmenta en volume. Personne ne douta, d'après cela, de l'existence d'une grossesse vraie, excepté son médecin, qui l'avait traitée six ans auparavant pour une affection semblable, et l'avait guérie avec des purgatifs. Comme il lui importait beaucoup, et plus encore à la famille, surtout à un fils du premier lit, qui avait lui-même déjà six enfans et qui devait être l'héritier de son père, de savoir quelque chose de certain, on fit examiner la personne par une sage-femme expérimentée. Celle-ci crut qu'il y avait grossesse; cependant, d'après le conseil du médecin, elle demanda à faire un nouvel examen quinze jours après, et alors elle changea d'opinion et déclara que la personne n'était pas enceinte. Dans cet intervalle le volume du ventre avait considérablement diminué à la suite de selles copieuses et d'une menstruation abondante. L'ombilic, qui avait été très-saillant avant, était de nouveau enfoncé; seulement depuis le nombril jusqu'au pubis le ventre était extraordinairement développé, tendu et douloureux à la pression, surtout dans la région iliaque gauche; les mouvemens étaient moins forts. Le fils et héritier présomptif demanda alors à la justice qu'un troisième examen fût ordonné, quoique la femme elle-même parût déjà avoir presque entièrement perdu l'espoir d'être grosse. Je fus chargé de cette tâche difficile, et je m'en acquittai en présence de toute la famille, du médecin ordinaire et de la sage-femme. L'exploration abdominale m'apprit peu de chose, parce qu'elle ne put pas être instituée convenablement, à cause de la douleur réelle ou feinte que ressentait la femme quand on palpait son ventre. Par le vagin, je trouvai l'utérus élevé et presque inaccessible au doigt, la portion vaginale ferme, lisse, épaisse, et l'orifice externe exactement fermé, comme chez une vierge. Je n'hésitai pas à déclarer que la personne

que je venais d'examiner n'était pas enceinte, et
à délivrer un certificat qui l'attestait.

Il est difficile de dire si cette femme se croyait
réellement grosse ou non; mais il est de fait
qu'elle se soumit avec répugnance et avec une
certaine colère à l'exploration.

---

### TRENTE-TROISIÈME OBSERVATION.

*Grossesse supposée chez une veuve; impossibilité de la
démontrer jusqu'à évidence légale, ou de nier totalement son existence.*

Une jeune femme qui avait été mariée pendant plusieurs années, mais qui n'était jamais
devenue enceinte durant son mariage, se crut,
peu de temps après la mort de son époux, au
sixième ou septième mois de la grossesse. Traitée
pendant quelque temps à l'hôpital pour une alié-
nation mentale, elle en avait été renvoyée depuis
peu comme guérie. Ses règles étaient supprimées,
et son bas-ventre avait tout-à-fait la forme de
celui d'une femme grosse au sixième ou septième
mois. Elle prétendait avoir senti distinctement
les mouvemens de l'enfant. Au commencement
elle vomissait fréquemment; mais à l'époque où
je l'examinai elle se portait parfaitement bien.
Son ventre était boursoufflé, mou, indolent et

vide; le museau de tanche élevé, petit, et pourvu d'une fente assez grande, comme chez une femme qui a déjà accouché; j'appris qu'elle avait eu en effet un enfant avant son mariage. Le résultat de cet examen n'était pas favorable à la supposition d'une grossesse; moi, du moins, je n'en étais pas convaincu; c'est pourquoi je me trouvai autorisé à refuser obstinément le certificat d'existence de la grossesse qui me fut demandé par la femme et par son avocat, afin de faire valoir leurs droits devant la justice, car l'explorateur peut seulement certifier légalement qu'une personne est grosse quand il a pu s'en assurer jusqu'à l'évidence.

---

C'est avec beaucoup de raison que l'on cherche à bannir aujourd'hui du langage médical le terme de *fausse grossesse;* la grossesse existe ou n'existe pas, mais elle ne peut pas être fausse; et quand des états maladifs quelconques prennent la forme d'une vraie grossesse, celle-ci n'est qu'*apparente.*

Quelquefois la grossesse apparente a été précédée d'une grossesse véritable, mais le produit de la conception s'étant altéré ou ayant dégénéré, ne peut plus être regardé comme lui appartenant; c'est ce qui a déterminé quelques auteurs à diviser les grossesses apparentes en celles qui ont été précédées d'une grossesse vraie et en celles qui dépendent d'une cause étrangère à cet état. M. Capuron (*Dissertatio de spuria graviditate.* Parisiis, 1811, 4°) les divise de la manière suivante: 1° Celles qui dépendent d'un changement quelconque

de la matrice; il y rapporte les moles, l'hydromètre, les hydatides, les accumulations de sang dans l'utérus, la tympanite
de cet organe, les polypes et l'hystérie; 2° celles qui sont dues
à un changement des annexes de la matrice; on y trouve le
squirrhe et l'hydropisie des ovaires; 3° celles qui ont pour
base un changement de volume du bas-ventre; l'ascite et la
tympanite abdominale s'y rapportent. Mais beaucoup d'autres
états qui ne sont pas rangés dans ces trois catégories, et qui
ne pourraient pas y être cadrés, peuvent simuler une grossesse.
Je les ai tous compris dans les six divisions suivantes.

1° *Lésions de la menstruation.* L'absence complète des règles,
soit primitive, soit secondaire, a souvent fait naître des con-
jectures sur l'existence d'une grossesse. La suppression de la
menstruation chez une femme mariée est le plus souvent prise
pour un signe de cet état; et, en effet, si cette suppression n'est
pas arrivée accidentellement, elle en est un indice presque
certain. Mais les règles sont souvent supprimées chez des
femmes mariées pendant deux ou trois mois, et pendant bien
plus long-temps encore, sans qu'elles soient enceintes. Souvent les femmes fondent leur croyance à une grossesse sur la
simple irrégularité de l'écoulement menstruel sous le rapport
de sa périodicité, de la quantité ou de la qualité du sang
excrété, etc. L'auteur avertit avec raison, dans son introduction critique, que l'on est très-fondé à soupçonner la
non-existence de la grossesse autant de fois que les règles
coulent, quoique certaines femmes soient réglées plusieurs
fois pendant la durée de cette fonction, et même pendant
tout son cours. Je crois que l'on peut attribuer entre autres
cet écoulement sanguin extraordinaire, qui se remarque plus
souvent aujourd'hui qu'autrefois chez les femmes enceintes,
à la fréquence des maladies de l'utérus et de ses annexes. Du
sang menstruel accumulé dans la matrice, qui ne peut pas

se vider à cause d'un obstacle mécanique, distend cet organe comme s'il était chargé du produit de la conception. Enfin l'irrégularité de la menstruation vers l'âge critique et les phénomènes qui accompagnent la disparition graduée de cet écoulement périodique, ont été très-souvent cause que l'on a soupçonné enceintes des personnes arrivées à cet âge un peu plus tôt qu'elles ne le pensaient.

Ces dérangemens de la menstruation simulent d'autant plus facilement l'état de grossesse, qu'ils sont ordinairement accompagnés de phénomènes sympathiques pour ainsi dire propres à cet état; tels sont la douleur et l'engorgement du sein, le gonflement du bas-ventre, le dérangement des fonctions de l'estomac, etc.

2° *Altérations du produit de la conception.* L'on est à peu près d'accord maintenant de ne plus admettre la division des moles en moles de génération et moles de nutrition. Une mole est un produit de la conception qui est avorté et qui a dégénéré. Ainsi les moles aqueuses, sanguines, hydatiques, etc., ne sont autre chose que des œufs, qui, après la mort de l'embryon ou du fœtus, ont continué de s'accroître d'une manière vicieuse. Il n'est nullement étonnant que l'on puisse se tromper en prenant un accroissement morbide de l'œuf pour une grossesse. D'abord celle-ci a réellement existé; mais, avec la mort de l'embryon ou du fœtus, suivie de sa dissolution ou de sa disparition plus ou moins complète, elle a cessé. On observe au commencement les signes certains d'une grossesse réelle; seulement dans la suite on ne peut pas trouver les changemens qui auraient dû être arrivés depuis que le produit principal de la conception a cessé d'exister; alors il faut se laisser guider par les phénomènes morbides qui surviennent bientôt après. Le développement irrégulier ou l'état stationnaire des phénomènes organiques de la grossesse sont des signes presque certains que son cours est interrompu.

3° *Maladies de l'utérus.* Il est facile de distinguer une inflammation aiguë de la matrice d'avec une grossesse commençante ; néanmoins il est des cas où cette dernière est accompagnée de symptômes si graves qui dépendent quelquefois d'une véritable inflammation de l'utérus ou de ses annexes, qu'il est difficile de se prononcer dans les premiers temps où l'on voit la malade. L'inflammation chronique de la matrice, surtout quand elle est accompagnée de la suppression des règles, pourrait aussi en imposer, d'autant plus qu'alors la substance de l'organe en question se raréfie ordinairement et se développe. Le squirrhe de la matrice, qui est le plus souvent l'effet d'une véritable inflammation, a été confondu plus d'une fois avec la grossesse. Le cancer ne le sera presque jamais, à cause des symptômes trop caractéristiques qui l'accompagnent. Les dégénérescences tuberculeuse, cartilagineuse ou osseuse, n'ont ordinairement lieu qu'à un âge avancé, où les femmes ne sont plus réglées et ne font plus d'enfans ; ces états morbides ne peuvent d'ailleurs donner souvent lieu à des méprises, pour bien des raisons qui se trouvent principalement dans la nature et dans les caractères de ces mêmes états.

Il est un autre genre de maladies de l'utérus dont quelques-unes sont confondues plus souvent que les précédentes avec une véritable grossesse ; ce sont celles dans lesquelles cet organe est distendu à un degré plus ou moins considérable par des gaz, de l'eau, des hydatides ou d'autres corps d'une plus grande consistance, par exemple, des masses fibreuses, fongueuses ou polypeuses. Les changemens organiques qui accompagnent le développement de ces différens produits morbides ont la plus grande ressemblance avec ceux que fait naître la grossesse vraie ; seulement ils ne se succèdent pas d'une manière aussi régulière. Cette irrégularité de développement et l'absence des mouvemens du fœtus sont souvent les seuls signes négatifs de son existence.

4° *Maladies des annexes de l'utérus.* Les ovaires et les trompes de Fallope peuvent acquérir un volume plus ou moins considérable et simuler ainsi les divers dégrés de distension de la matrice chargée du produit de la conception. Les ovaires surtout sont sujets à dégénérer en des kystes simples ou multiloculaires, qui peuvent renfermer des liquides de nature et de consistance différentes; aussi l'hydropisie de ces organes a-t-elle été confondue très-souvent avec la grossesse. Une dégénérescence tuberculeuse, un état stéatomateux, cartilagineux ou osseux des annexes de l'utérus, peuvent également induire en erreur et faire croire à une grossesse plus ou moins avancée; une simple inflammation de ces parties peut même faire naître une supposition de cette espèce. M. Boivin a publié un grand nombre d'observations intéressantes sur ces différentes maladies. (*Recherches sur une des causes les plus fréquentes et la moins connue de l'avortement, etc.* Paris, 1828; in-8°.)

L'on peut dire de toutes les maladies des organes génitaux ce que j'ai indiqué en parlant des lésions de la menstruation, qu'on les confond facilement avec un état de grossesse, parce qu'elles sont le plus souvent accompagnées de phénomènes sympathiques pour ainsi dire propres à cet état, et, de plus, parce que l'écoulement du flux menstruel est souvent dérangé pendant leur durée.

5° *Maladies diverses du bas-ventre.* Plusieurs maladies des organes renfermés dans la cavité abdominale, autres que les organes génitaux, peuvent prendre les apparences de la grossesse, soit par les changemens qu'elles font naître dans la forme et dans les dimensions de l'abdomen, soit par les symptômes qui les caractérisent, et qui ont plus ou moins de ressemblance avec les phénomènes de la grossesse. L'ascite a le plus souvent donné lieu à des erreurs semblables; il n'est peut-être pas de médecin qui ne possède des observations de ce genre. L'hydropisie enkystée, différentes maladies du foie et de la rate, un état contre nature des reins, une dilatation extraordinaire de la vessie, des tumeurs dans les épiploons ou dans le mésentère, la tympanite abdominale ou intestinale, la péritonite chronique, la pléthore du système de la veine-porte, etc., peuvent prendre à un degré plus ou moins grand la forme d'une vraie grossesse.

Il est aussi des circonstances où une femme paraît enceinte sans que l'état dans lequel elle se trouve repose sur un dérangement organique perceptible; les personnes hystériques et nerveuses y sont prédisposées, et l'imagination seule peut quelquefois le faire naître; une foule de phénomènes qui en dépendent contribuent à augmenter l'illusion. Le système nerveux abdominal paraît être le siége principal de ces affections.

6° *Illusion pure.* Enfin, l'on peut ranger dans une dernière catégorie les grossesses apparentes qui ne sont fondées sur aucun dérangement évident, sur aucun phénomène marqué, et qui paraissent avoir leur siége dans l'imagination des femmes, qui, tourmentées le plus souvent par le désir d'avoir des enfans, se forgent de ces idées, et croient à l'existence matérielle de choses qui ne se trouvent que dans leur cerveau.

J'aurais pu rapporter un grand nombre d'observations tirées d'ouvrages estimés, et quelques-unes de mon propre journal, pour chacune des divisions que j'ai indiquées; mais j'ai craint d'augmenter inutilement le volume du recueil de l'auteur, qui est d'ailleurs assez complet.

(Note du traducteur.)

# DEUXIÈME DIVISION.



## PREMIÈRE OBSERVATION.

*Grossesse regardée comme un gonflement morbide de l'utérus.*

La femme d'un commerçant, âgée de quarante-deux ans, maigre et d'une habitude un peu masculine, qui avait accouché quatre fois (deux fois avant terme), et qui avait eu des douleurs spasmodiques si fortes dans sa dernière grossesse qu'elle croyait à chaque instant faire une fausse couche, n'avait pas été réglée pendant quatre mois, et s'apercevait en même temps d'une élévation sensible du bas-ventre, du gonflement de son sein et d'un suintement lactescent par les mamelons. Depuis quinze jours, après avoir fait un voyage pénible sur une mauvaise route, elle ressentait des douleurs avec ténesme et un poids incommode dans le bassin; la progression était gênée. Elle était loin de penser qu'elle pourrait être enceinte, et croyait que la suppression de ses règles était l'effet de son âge. Elle consulta son

médecin, qui lui conseilla de se faire examiner.
On confia cet examen à une sage-femme intelli-
gente, dont le rapport fut équivoque; alors seulement je fus appelé. Je trouvai la matrice distendue, s'élevant presque jusqu'à l'ombilic, renfermant un liquide et un corps solide facile à
déplacer, en un mot, des signes d'une grossesse
parvenue au cinquième mois. La sage-femme
était plutôt disposée à regarder cet état comme
une intumescence morbide de l'utérus, parce que,
ayant exploré la femme dans la station, elle avait
trouvé cet organe enfoncé dans l'excavation du
bassin; mais moi, je ne l'ai pas trouvé situé si profondément, probablement parce que la femme
avait gardé le lit depuis trois jours, et que je
l'examinai dans la position horizontale. Je lui recommandai un repos absolu et l'usage d'un bandage de corps; néanmoins elle eut beaucoup à
souffrir des incommodités de cette grossesse. Peu
de jours se passèrent sans qu'elle n'eût des douleurs semblables aux maux de l'enfantement,
douleurs qui devinrent souvent si fortes que
l'accouchement prématuré paraissait imminent,
quoique la femme ne fît pas un pas hors de la
maison, qu'elle observât même le plus strict repos dans sa chambre, et qu'elle passât les derniers mois, en grande partie, dans son lit ou sur
un canapé. Le bas-ventre était généralement peu

proéminent et la matrice remplissait, vers la fin
de la grossesse, toute la cavité du petit bassin,
au point qu'elle était presque visible à la vulve.
La pression que cet organe exerçait sur le rectum
occasionnait des constipations très-opiniâtres qui
nécessitaient l'emploi continuel de moyens apéri-
tifs. Des souffrances aussi nombreuses et tant de
nuits passées dans l'insomnie amenèrent presque
le marasme et firent naître des craintes justement
fondées. Cependant cette personne accoucha à
l'époque ordinaire d'un garçon gros et bien portant, et eut une couche parfaitement heureuse.

## DEUXIÈME OBSERVATION.

*Grossesse accompagnée d'un ganflement morbide de la
rate, et méconnue pour cette raison.*

Une jeune personne, que je ne connaissais
pas, grande, belle et (comme j'eus lieu de le soupçonner) non mariée, me fut adressée par M. le
docteur B*, pour l'examiner et lui faire savoir
si elle était enceinte. Lui-même la croyait dans
cet état, mais plusieurs sages-femmes qui avaient
touché la personne soutenaient le contraire, et
un accoucheur très-expérimenté, qui l'avait examinée en dernier lieu, la croyait hydropique.
Elle me raconta qu'il y avait trois ans qu'elle

avait accouché pour la première fois, qu'elle
était venue depuis peu de la Hongrie, où elle
avait été sous le poids d'une fièvre intermittente
très-rebelle, que l'on n'a pu faire disparaître
qu'avec de fortes doses de quinquina, et qu'il lui
était resté un engorgement considérable de la
rate. Probablement c'était là ce qui avait trompé
l'accoucheur qui l'avait explorée. Cette personne
se portait bien du reste; aucune fonction n'était
dérangée, excepté la menstruation : les règles
ne s'étaient plus montrées depuis cinq mois.
Elle n'observait point de changement au sein,
mais elle croyait sentir des mouvemens dans le
bas-ventre. Je trouvai la région inférieure de
ce dernier élevée, arrondie, également distendue, molle, élastique, fluctuante, comme chez
une femme enceinte de cinq mois, et en le
pressant fortement, j'arrivai sur un corps ferme
de la consistance de la chair, inégal, d'une
assez grande étendue, en un mot, sur le fœtus.
Cette découverte me suffit pour me convaincre
de l'existence de la grossesse; cependant je pensai
ne pas devoir négliger l'exploration vaginale,
si ce n'était que pour confirmer mon jugement.
Je trouvai par cette voie également des signes
manifestes de la grossesse; la portion vaginale
était gonflée, molle et élevée, la matrice dilatée et fluctuante. En explorant l'hypochondre

gauche, je sentis nettement la tumeur que formait la rate; elle était tout-à-fait isolée et facile
à distinguer de l'utérus.

## TROISIÈME OBSERVATION.

*Grossesse devenue douteuse par un léger écoulement
menstruel.*

Une femme jeune, délicate et pâle, d'une petite stature, d'une taille fine, qui avait accouché
une fois, me fut présentée avec invitation de
la soumettre à un examen obstétrical, pour déterminer si elle était enceinte ou non. Ses menstrues avaient reparu après une suppression de
trois mois, mais étaient moins abondantes qu'auparavant, et peu régulières. Cette circonstance
fit naître des doutes sur l'état de cette personne, qui se croyait enceinte de quatre mois.
Quoiqu'elle vint chez moi juste après son dîner,
époque peu favorable pour l'opération que je
devais entreprendre, attendu que l'exploration
ventrale donne alors des résultats beaucoup
moins certains, je crus néanmoins pouvoir la
faire, parce que cette femme était très-délicatement constituée. Je trouvai en effet le bas-
ventre si mou et sa paroi si mince, que je pus
facilement distinguer son contenu. L'utérus di-

laté vint pour ainsi dire au-devant de ma main;
il formait un corps arrondi de la consistance
de la chair; son fond était élevé beaucoup au-
dessus des pubis. Je pus m'assurer également de
la dilatation de la matrice par le vagin, ce qui
confirmait mon diagnostic. Je n'hésitai pas à
déclarer la femme enceinte, et la suite prouva
qu'elle l'était.

## QUATRIÈME OBSERVATION.

*Grossesse révoquée en doute pendant long-temps, rendue*
*évidente par l'exploration abdominale.*

M. le docteur H* me fit appeler auprès d'une
juive étrangère qui était mariée depuis un an
à peu près, et dont les règles étaient supprimées
depuis vingt-neuf semaines. Si l'on excepte une
interruption de trois mois à la suite d'un long
voyage, elle avait toujours été convenablement
menstruée. C'était une femme jeune, fraîche,
corpulente et saine; son mari était également
encore à la fleur de l'âge, mais débile; il avait
perdu ses forces physiques par l'abus des plai-
sirs de l'amour. Le médecin, ainsi que le jeune
couple, désiraient beaucoup savoir à quoi tenait
cette suppression des règles; ni le mari ni la
femme ne croyaient à une grossesse. Le bas-

ventre était peu élevé, et du reste il n'existait pas un seul phénomène extérieur de la grossesse. Le mari se croyait impotent, et dit qu'il n'avait jamais réussi à voir sa femme dans l'état nécessaire pour que la conception eût pu en être la suite. Cependant la femme prétendait sentir, depuis la dix-huitième semaine de son état actuel, des mouvemens dans le bas-ventre qu'elle comparait à des battemens. L'exploration vaginale, qui aurait été utile et nécessaire même, me fut entièrement refusée; je fus donc obligé de me contenter de l'examen du bas-ventre. Je trouvai ce dernier uniformément développé; mais il était malheureusement si ferme et si tendu qu'il me fut impossible de reconnaître son contenu; il n'avait pas non plus le volume qu'il a ordinairement acquis au sixième mois de la grossesse. Sous tout autre rapport la femme se portait bien; toutes ses fonctions se faisaient naturellement; seulement elle avait des envies fréquentes d'uriner, et les urines étaient très-abondantes. D'après ce que j'avais trouvé, il m'était impossible de dire quelque chose de positif sur l'état de la personne que j'avais examinée; je fus obligé de remettre mon jugement, et d'attendre qu'une meilleure disposition de l'abdomen permît un examen facile. Je promis d'entreprendre une seconde exploration un mois après. Ce laps de temps écoulé, l'état de la femme était à peu près le même; seulement les mouvemens dans le bas-ventre étaient plus fréquens et plus distincts. En explorant ce dernier, je le trouvai mou et sans aucune tension, et en examinant son contenu, je découvris aussitôt le corps et des membres d'un fœtus. De cette manière j'eus l'intime conviction que la personne était au septième mois de la grossesse, et je renonçai volontiers à l'exploration vaginale, qui devait m'être permise cette fois, dans le cas où celle par le bas-ventre n'eût rien appris de décisif.

---

## CINQUIÈME OBSERVATION.

*Grossesse donnant lieu à la supposition d'une maladie de l'utérus.*

Une femme d'une trentaine d'années, grande et maigre, à yeux noirs et étincelans, vive et gaie, vivant d'une manière splendide, qui avait fait une fausse couche et avait accouché cinq fois à terme, et qui dans ce moment était en doute si elle avait une maladie de l'utérus ou si elle était enceinte, devait être examinée. Cela paraissait d'autant plus nécessaire au médecin de cette personne, que, peu de temps auparavant, elle avait éprouvé des symptômes qui dénotaient effectivement quelque maladie des parties génitales internes. Ses règles avaient été peu abondantes aux mois de février et d'avril; vers le milieu du mois de mai elle perdit par le vagin une grande quantité d'eau semblable à celle de l'amnios, et au commencement de juin se manifestèrent des douleurs avec ténesme qui simulaient les maux de l'enfantement, accompagnées d'une perte de sang qui dégénéra plus tard en flux séreux sanguinolent. Lorsque je la vis, elle n'avait qu'une leucorrhée, à laquelle elle était sujette depuis long-temps; elle se portait bien du reste. Son ventre avait un volume extraordinaire avant qu'elle eût perdu de l'eau et du sang par le vagin; mais de suite après il s'est beaucoup affaissé et est devenu presque plat. En l'explorant, je trouvai la matrice développée et de la consistance de la chair; cette consistance était due à un corps étranger solide qu'elle renfermait; elle était enfoncée dans le petit bassin, et nullement fluctuante. Je déclarai la femme enceinte au quatrième mois, et je craignis un avortement, attendu que les eaux (les vraies ou les fausses?) s'étaient écoulées. La grossesse continua néanmoins à poursuivre sa marche, et l'accouchement se fit à l'époque ordinaire.

## SIXIÈME OBSERVATION.

*Doutes sur l'existence d'une grossesse, fondés sur l'irré-
gularité habituelle de la menstruation.*

Une femme encore jeune, mais mariée depuis
long-temps, et souhaitant beaucoup d'avoir des
enfans, d'une-organisation frêle et délicate, d'une
sensibilité très-grande, sujette à des spasmes
probablement hystériques, qui n'avait été enceinte qu'une fois et avait fait une fausse couche,
se croyait au cinquième mois de sa seconde grossesse. Quoiqu'elle crût sentir les mouvemens de
l'enfant, elle avait néanmoins quelques doutes
sur son état. Ces doutes provenaient de ce qu'elle
était ordinairement menstruée d'une manière irrégulière; tantôt elle voyait ses règles toutes les
six semaines, tantôt seulement tous les deux mois;
parfois elles étaient remplacées par une perte
muqueuse d'une couleur foncée. Elles étaient en
général peu copieuses, même lorsqu'elles avaient
manqué plus long-temps qu'à l'ordinaire; enfin,
elles avaient commencé à paraître fort tard. Par
l'exploration je trouvai les choses suivantes : la
personne étant debout, son ventre avait le volume de celui d'une femme enceinte au cinquième mois; couchée, il était moins volumineux
et seulement un peu saillant au-dessus du pubis.

Par le vagin je découvris, derrière la région antérieure du bassin, la matrice développée, ferme et élastique, comme un sac renfermant de l'eau et un corps solide ; le museau de tanche très-élevé, dirigé vers la symphyse sacro-iliaque droite et difficile à atteindre, du reste très-mou, en forme de champignon ; ses lèvres complétement effacées. En plaçant en même temps ma main gauche sur le bas-ventre, entre l'ombilic et le pubis, je sentis profondément l'utérus dilaté, pesant, de manière que je n'eus plus aucun doute sur l'existence d'une grossesse de plus de quatre mois.

## SEPTIÈME OBSERVATION.

*Grossesse méconnue par la coexistence de douleurs rhumatismales et spasmodiques du bas-ventre.*

Une femme de quarante-deux ans, délicate, faible, grande et maigre, qui avait accouché deux fois, n'était plus réglée depuis six mois, et avait depuis ce temps des douleurs atroces dans le bas-ventre, et d'autres dans les membres qui semblaient être rhumatismales, et qui furent regardées comme telles par son médecin qui était un homme très-expérimenté et pénétrant. Comme le bas-ventre s'élevait peu à peu, la malade se soupçonna grosse, et manifesta le désir d'être examinée; le médecin y consentit facilement, dans la vue d'obtenir quelque éclaircissement sur la cause de la tuméfaction du ventre, qu'il attribuait à une maladie de l'utérus. Par l'exploration, je trouvai l'abdomen distendu et plein, comme chez une femme enceinte de cinq à six mois; le museau de tanche dirigé à droite, turgescent et d'une mollesse extrême, le segment inférieur de la matrice dilaté et occupé par la tête du fœtus, que l'on pouvait explorer et ballotter. Dès-lors l'existence de la grossesse était démontrée. Il est étonnant que la femme ne sentît pas les mouvemens du fœtus; probablement les douleurs spasmodiques du canal intestinal en étaient la cause, parce qu'elles troublaient la perception de cette sensation. Mais ce qui étonne plus encore, c'est que des souffrances aussi grandes, qui provenaient directement du bas-ventre, se communiquaient à tout l'organisme, faisaient naître un trouble dans toutes les fonctions et étaient accompagnées d'une fièvre continue, n'aient pas provoqué l'expulsion prématurée du fœtus.

## HUITIÈME OBSERVATION.

*Grossesse révoquée en doute, à cause du peu de volume de l'abdomen et des mamelles, chez une femme atteinte de marasme.*

Je fus appelé pour examiner M^me de N*, âgée de vingt-deux ans et mère de deux enfans. Cette dame se croyait enceinte, parce que ses règles étaient supprimées depuis près de cinq mois; mais elle avait encore quelques doutes sur son état, à cause du peu de volume de son ventre et de son sein, et parce qu'elle ne sentait pas les mouvemens de l'enfant. Ces doutes furent partagés par son médecin, qui savait que justement à l'époque où ses règles s'étaient supprimées elle avait eu des chagrins violens, et que depuis une affection des poumons et des voies aériennes s'était déclarée sous forme de phthisie trachéale, avec une fièvre lente et un amaigrissement extrême. Tout cela paraissait suffisant pour expliquer cette absence de la menstruation. Cependant il y avait des phénomènes qui dénotaient l'existence d'une grossesse : la malade avait des nausées, des envies de vomir, des défaillances, etc., comme dans ses grossesses précédentes, et de plus, une leucorrhée abondante, à laquelle elle n'avait jamais été sujette. Elle s'était fait examiner par

la sage-femme du village dans lequel elle demeurait, qui, tout en annonçant la possibilité
de l'existence d'une grossesse de deux mois, n'en
avait pas donné la certitude. Ce fut le mari de
cette dame qui me raconta ces particularités en
chemin faisant, car j'avais été cherché par lui.
Je fus effrayé, en arrivant, de l'état misérable
de cette personne, qui, avec sa jeunesse et sa
beauté, et avec un air serein et agréable, avait
un aspect qui faisait naître de la compassion.
Son habitude phthisique, son amaigrissement
extrême, la couleur jaune répandue sur son visage, sa voix tellement rauque qu'on la compre-
nait à peine quand elle parlait, ne laissaient aucun
doute sur la nature de sa maladie. Elle se montra
très-disposée à l'exploration, parce qu'elle ne
souhaitait rien plus que d'être assurée qu'elle était
enceinte. Extérieurement je trouvai le ventre très-
mou et loin de présenter le développement qu'il a
ordinairement au cinquième mois d'une grossesse;
mais dans la région du grand bassin j'observai
distinctement une tumeur circonscrite, arrondie,
molle comme de la chair, qui s'élevait de trois à
quatre pouces au-dessus des pubis, et avait tout-
à-fait la forme de la matrice dilatée. Par le vagin
je rencontrai le segment inférieur de l'utérus
développé et rempli par un corps de la consistance de la chair, le col raccourci, et le museau

de tanche mou et turgescent. Ces résultats ne laissèrent pas le moindre doute sur l'existence d'une grossesse de quatre mois révolus. Les deux époux furent comblés de joie lorsque je leur annonçai cette nouvelle; mais malheureusement cette joie ne fut pas de longue durée, parce que la phthisie fit journellement des progrès et amena la mort en peu de temps.

## NEUVIÈME OBSERVATION.

*Grossesse méconnue jusqu'au moment de l'accouchement, et confondue avec un gonflement morbide de l'utérus.*

Le 30 septembre, je fus appelé pour examiner une femme de qualité, épouse en secondes noces d'un homme de soixante-dix ans. Cette personne avait trente-deux ans; elle était forte, corpulente, saine et chaste; ses yeux et ses cheveux étaient noirs; elle était très-douce, d'un tempérament plutôt froid que chaud, et toujours modérément menstruée. Elle avait souffert pendant l'hiver et le printemps d'une toux spasmodique très-grave, qui n'avait pas encore complétement disparu. Au mois de janvier elle avait eu pour la dernière fois ses règles, qui avaient été en outre moins abondantes qu'à l'ordinaire; depuis

elles ne s'étaient plus montrées. Cette suppression
de la menstruation n'était accompagnée que de
légères incommodités; le volume du ventre augmentait sensiblement, et de plus elle y sentait
un corps lourd tombant d'un côté ou de l'autre,
suivant qu'elle se couchait à droite ou à gauche,
quand elle était au lit. De temps en temps elle
avait une gastralgie à laquelle elle était sujette
depuis long-temps, et qui se manifestait sous la
forme de pyrosis, contre lequel son médecin lui
avait ordonné un thé amer, consistant en une
infusion de Mille-feuilles, de sommités de petite
Centaurée et de feuilles d'Oranger. Par l'exploration, à laquelle la personne se soumit sans opposition, je trouvai toute la région sous-ombilicale
occupée par une tumeur très-dure, presque squirrheuse, uniforme, globuleuse, sans la moindre
fluctuation, tout-à-fait indolente, et se laissant
déplacer facilement. Le museau de tanche était
assez élevé, gonflé, d'une mollesse de chair, en
forme d'anneau recevant le sommet du doigt, à
peu près comme chez une femme qui a déjà eu
des enfans. Le col était court, fermé; le segment
inférieur dilaté et dur derrière les pubis. En plaçant la main sur la base de la tumeur abdominale et en la pressant, le doigt explorateur sentait ce mouvement à la portion vaginale, d'où
je conclus que cette tumeur était formée par l'u-

térus et que cet organe était stéatomateux ou renfermait dans sa savité un corps de cette nature, ce qui donnait lieu à une grossesse apparente. Les choses suivantes parlaient contre l'existence d'une vraie grossesse : 1° le peu de volume de l'utérus, égalant à peine celui d'une femme grosse au cinquième mois; 2° la densité de cet organe et l'absence de toute fluctuation; 3° la non-perception des mouvemens de l'enfant, si l'on excepte celle d'un battement qui se faisait sentir quelquefois au-dessus des pubis; 4° la flaccidité des mamelles, qui ne contenaient non plus aucune sérosité; 5° l'âge avancé du mari et l'aveu naïf qu'il fit qu'il ne croyait pas à la possibilité de l'existence de la grossesse. Nous convînmes de ne rien employer que des bains tièdes; plus tard on prescrivit des pilules résolutives, dans la vue de lever les constipations auxquelles la personne était sujette.

Le 27 novembre, à huit heures du matin, je fus de nouveau appelé; depuis quatre jours la dame souffrait des douleurs dans la région sacrée, qui avaient atteint cette nuit un tel degré de force qu'elle n'avait pas pu dormir. Lorsque je fus arrivé, ces mêmes douleurs existaient encore; la patiente se désespérait, et ne pouvait rester dans une autre position que dans celle assise. J'observai que ces douleurs étaient intermittentes et devenaient de plus en plus fortes; ce qui leur donnait le caractère de véritables contractions utérines. Comme il s'écoulait en même temps une assez grande quantité de mucus par le vagin, j'en conclus que la matrice allait expulser quelque chose. Je trouvai le bas-ventre un peu plus volumineux que deux mois auparavant, l'utérus distendu s'élevait jusqu'au-dessus de l'ombilic, et ne manifestait quelque élasticité que quand on le pressait fortement; la dame n'avait ressenti aucun mouvement d'enfant durant ces deux derniers mois. Par le toucher, qui ne me fut permis qu'avec peine, je trouvai le vagin extraordinairement humide et chaud, sans rides, et élargi vers le fond comme chez une femme qui est au moment d'accoucher; la portion vaginale entièrement effacée, le cercle de l'orifice très-mou, mince et dilaté d'un demi-pouce à peu près. Je ne rencontrai aucun indice d'eau, mais une grosse partie cylindrique qui paraissait à la vérité dure et élastique, mais pas osseuse, et qui était très-élevée. Je ne pouvais plus douter de la disposition de la matrice à expulser un corps quelconque, mais la nature du corps qui allait être expulsé m'était inconnue. Je fus disposé un moment à le regarder comme une mole charnue; mais bientôt je pensai qu'il était possible que ce fût un fœtus mort, parce que les phénomènes de ce travail d'expulsion étaient très-réguliers, et qu'il n'y avait point d'hémorrhagie. Dans cette incertitude je voulus avoir recours aux lumières d'un confrère expérimenté. Celui qui fut appelé ne put se rendre auprès de nous que quatre heures après. Je retournai près de la patiente vers midi : elle perdait alors des mucosités teintes de sang. Elle sut se soustraire à l'exploration. Je la quittai de nouveau en ordonnant que l'on fasse appeler une sage-femme. Celle-ci n'arriva qu'à trois heures après midi; une heure après, M. N* et moi la joignîmes. Nous trouvâmes, par l'exploration, tous les signes d'un accouchement par la tête; les membranes n'étaient pas encore rompues; la poche qu'elles formaient contenait si peu d'eau qu'on avait de la peine à y distinguer de la fluctuation. A dix heures du soir l'accouchement se termina. A peine les membranes renfermaient-elles deux cuillerées d'eau. Le nouveau-né était un beau garçon, paraissant très-bien portant et présentant une forte tuméfaction du cuir chevelu. La délivrance fut naturelle; l'accouchée passa une bonne nuit, et le lendemain elle mit l'enfant au sein, que celui-ci prit avec plaisir, quoique les mamelles fussent en apparence vides.

Je crois avoir un tact assez fin pour reconnaître facilement des grossesses cachées ou apparentes,

et il m'est déjà arrivé de déterminer l'existence
de grossesses de deux mois; mais je n'ai jamais
trouvé réunies des circonstances aussi embarrassantes. L'existence d'une dégénérescence de l'utérus ou d'une maladie à peu près semblable devait
d'autant plus me venir en pensée, que j'ai réellement rencontré plusieurs cas de cette espèce;
j'en ai même publié un qui avait pris, à la vérité, une toute autre marche et une issue diffé-
rente. (Voy. *Aperçu de ce qui s'est passé à la
clinique d'accouchement de l'académie médico-
chirurgicale de Vienne depuis le 1ᵉʳ novembre
1810 jusqu'au 31 octobre 1812.* [1])

Des praticiens qui savent par leur propre expérience combien il est facile de se tromper,
n'apprendront rien de nouveau par l'histoire de
cette observation; mais des jeunes accoucheurs,
qui ne connaissent pas encore les écueils qu'on
peut rencontrer dans la pratique, y trouveront,
1° que même les patriciens exercés ne sont pas
à l'abri de se tromper; 2° que le défaut d'une
suffisante quantité d'eau de l'amnios avec coïnci-
dence d'une grande fermeté de la substance de

---

[1] *Uebersicht der Vorfallenheiten an dem klinischen Ent-
bindungsinstitut der K. K. med. chir. Joseph. Akademie, vom
ersten November* 1810 *bis letzten October* 1812. *In der med.
chir. Zeitung von* 1813, B. I, Beylage zu n° 6, S. 106.

l'utérus, peut empêcher l'expansion et le développement ordinaire de cet organe, et faire naître, par son peu de volume et sa dureté, qui en sont les conséquences, une immobilité du fœtus, au point de soustraire à l'investigation les signes les plus sensibles de la grossesse; 3° que l'état des mamelles apprend peu de chose, mais que la cessation de la menstruation, suivie de l'augmentation graduelle du volume du ventre sans douleur, mérite la plus grande attention; 4° enfin, que la sensation d'un corps lourd dans le bas-ventre, qui tombe tantôt d'un côté, tantôt de l'autre, lorsque la femme change de position dans son lit, n'est pas un signe certain de la mort du fœtus ou de la présence d'une mole.

---

## DIXIÈME OBSERVATION.

*Grossesse rendue douteuse par différens phénomènes pathologiques.*

Une femme jeune, délicate et vive, mariée depuis quelque temps avec un médecin, autrefois sujette à de fortes coliques menstruelles et à des suppressions des règles, n'avait plus vu ces dernières depuis trois mois. S'apercevant en même temps d'une certaine turgescence du sein, et ayant fréquemment des nausées, elle se soupçonna enceinte. Souvent elle éprouvait des douleurs dans la région iliaque droite, qui se terminaient par quelques selles liquides. Comme le ventre était élevé dans cette même région, le mari crut découvrir dans l'état de sa femme une maladie de l'ovaire droit qui avait pris l'apparence d'une grossesse. Cependant le résultat de l'exploration confirmait l'existence de cette dernière. Le bas-ventre était gonflé et tendu depuis le pubis jusqu'à l'ombilic; on sentait facilement la matrice derrière la paroi abdominale, un peu plus à droite qu'à gauche, comme une tumeur charnue et élastique, élevée en plus grande partie au-dessus du détroit supérieur; ce dont on s'assurait plus facilement encore en explorant simultanément par le bas-ventre et par le vagin. Le museau de tanche était élevé, petit, assez ferme et clos; l'orifice externe se présentait sous la forme d'une fente transversale; le col entier était mince et long, et le segment inférieur dilaté. De tout cela je conclus que cette femme était grosse de quatre mois, et la suite le prouva. Dans la seconde moitié de la grossesse tous les accidens disparurent; l'accouchement et les couches furent heureux.

## ONZIÈME OBSERVATION.

*Grossesse révoquée en doute à cause de l'existence de symptômes d'une affection locale, et du peu de volume du bas-ventre.*

Une femme encore jeune, à yeux bleus, chair molle, et d'une constitution délicate, qui avait accouché deux fois heureusement et facilement, après des grossesses très-naturelles, pour la dernière fois deux ans auparavant, se croyait de nouveau enceinte depuis cinq mois. Ses règles avaient manqué quatre fois de suite, et lorsqu'elle les eut pour la dernière fois elle se croyait déjà enceinte. Cependant la marche de la grossesse actuelle différait totalement de celle des précédentes : la femme ressentait des douleurs continues dans toute la région sous-ombilicale, principalement dans la région iliaque droite et dans l'hypogastre ; ces douleurs s'étendaient jusque dans les jambes, et étaient plus fortes pendant la journée que pendant la nuit, lorsqu'elle était couchée ; elle dormait bien et mangeait avec bon appétit. Elle avait de plus un écoulement jaunâtre, quelquefois sanguinolent, par le vagin, incommodité qu'elle n'avait jamais éprouvée ; elle ne sentait aucun mouvement dans le bas-ventre, et prétendait que ce dernier n'augmentait pas en volume, qu'il devenait au contraire plus petit, et qu'elle avait habituellement le ventre gros. Elle se trouvait extraordinairement faible, avait souvent de légères défaillances et des envies de vomir; son sein était plus turgescent qu'à l'ordinaire, quoique les mamelles ne continssent aucune sérosité lactescente, etc. Son médecin ne la croyait pas enceinte; elle-même avait déjà renoncé à toute idée de grossesse, et était très-inquiète sur son état. Par l'examen que je fis, je trouvai le ventre gros, mais évidemment tympanitique, et par cela même impossible à bien explorer. En touchant par le vagin, je rencontrai la matrice volumineuse et dilatée comme au cinquième mois de la grossesse; elle était un peu plus résistante et plus ferme qu'à l'ordinaire; le col long, le museau de tanche gonflé et mou, facile à atteindre, et dirigé à droite; le corps de l'utérus incliné à gauche. D'après ces signes, il ne resta plus le moindre doute sur l'existence de la grossesse; la femme, en l'apprenant, en fut très-consolée.

La densité extraordinaire de l'utérus et sa position très-enfoncée étaient occasionées par le manque d'une suffisante quantité d'eau dans cet organe. La pression qu'il exerçait sur les nerfs des cuisses et du bassin fit naître les douleurs et la faiblesse des extrémités inférieures dont la femme se plaignait. La perception tardive des mouvemens du fœtus n'avait point d'autre source. La différence des autres phénomènes d'avec ceux des grossesses précédentes pouvait faire présumer que le sexe de l'enfant fût différent, parce que les deux premiers avaient été des filles. Je conseillai à cette personne de prendre des bains tièdes et d'entretenir la liberté du bas-ventre. La suite confirma mon diagnostic.

## DOUZIÈME OBSERVATION.

*Grossesse de deux mois chez une fille, démontrée d'une manière positive par l'exploration.*

Une jeune fille d'une bonne naissance, belle, blonde et corpulente, devait être examinée pour apprendre si elle était enceinte ou non, parce que sa famille désirait que ce doute fût levé. C'était le 11 juillet. La personne déclara qu'elle avait eu pour la dernière fois ses règles le 2 mai, et qu'elle ne pouvait être devenue enceinte qu'entre le 10 et le 11 du même mois, par conséquent, juste deux mois auparavant. Elle ne remarquait d'ailleurs point d'autres phénomènes de la grossesse, que de temps en temps de légères faiblesses, et cela seulement depuis quelques jours. En l'explorant couchée sur le dos, et en présence de sa mère, je trouvai les parties externes de la génération presque dans l'état de virginité, le col de la matrice extraordinairement alongé, la matrice elle-même très-élevée (elle n'est donc pas toujours enfoncée dans le petit bassin durant les deux ou trois premiers mois), le segment inférieur un peu dilaté. En exerçant avec la main gauche une pression sur la région suspubienne, pendant que l'indicateur de la main droite, introduit dans le vagin, fixait la portion vaginale du col, je sentis distinctement les mouvemens qui étaient imprimés à l'utérus par la première, même quand j'exerçai cette pression à une distance assez éloignée du pubis, surtout vers la région iliaque droite. Le museau de tanche, qui était également dirigé à droite, était plus ferme qu'à l'ordinaire; l'orifice formait une fossette un peu arrondie; les deux lèvres étaient au même niveau. Je conclus que la personne était enceinte. Si, après cela, je l'eusse examinée debout, j'aurais pu acquérir encore plus de certitude. La suite fit voir que je ne m'étais pas trompé.

---

## TREIZIÈME OBSERVATION.

*Grossesse chez une fille, confondue avec un état chlorotique.*

Une fille de vingt et quelques années, assez

robuste, qui avait été chlorotique par suite d'irrégularité et de suppression de la menstruation,
avait de nouveau perdu ses règles depuis cinq
mois; ce que son médecin expérimenté et pénétrant crut devoir attribuer cette fois à une grossesse. Il demanda qu'elle se fît examiner. La fille
ne voulait pas entendre parler d'une grossesse;
cependant elle avoua qu'elle avait eu commerce
avec un homme; seulement elle prétendait que,
pour certaines raisons, elle ne pouvait pas être
enceinte; elle croyait que tous les phénomènes
qu'on apercevait et qu'elle ressentait, tels que
tuméfaction de la région suspubienne, écoulement de sérosité par les mamelles et tuméfaction
de celles-ci, légères défaillances, survenant de
temps en temps depuis près de quatre mois, dérangemens de l'estomac qui ne pouvaient être
écartés par les moyens ordinaires, etc., étaient un
effet de la rétention des règles. L'exploration
seule put en décider, et elle confirma l'existence
de la grossesse. Déjà à travers la paroi abdominale, quoique cette fille fût très-musclée, on
découvrait une tumeur circonscrite et arrondie
dans la région hypogastrique, qui renfermait
évidemment un corps dense et inégal. Après cela
l'exploration vaginale était superflue, car l'existence de la grossesse était à peu près assurée
(comme dans un cas qui s'offrit dans ma pra-

tique, il y a plusieurs années, chez une personne maigre, non mariée, qui était déjà au sixième mois de la grossesse, et qui était traitée par un soi-disant médecin pour des engorgemens du bas-ventre, pour lesquels il prenait les extrémités du fœtus, qu'il était cependant facile de distinguer); néanmoins, je l'entrepris. Je trouvai le museau de tanche élevé et dirigé à droite, mou, spongieux, et la fente transversale qui sépare les deux lèvres, arrondie; le segment inférieur de la matrice était dilaté; et lorsque je pressai en même temps sur le fond avec la main placée sur la région hypogastrique, je distinguai dans son intérieur un corps charnu; le vagin était plus chaud, plus humide et plus turgescent que dans l'état naturel. Dans peu d'occasions j'ai trouvé tous les signes de la grossesse aussi évidens que dans celle-ci.

## QUATORZIÈME OBSERVATION.

*Grossesse se manifestant sous l'apparence d'une maladie organique de l'utérus.*

Une jeune femme, délicate et blonde, qui avait accouché deux fois à terme et fait un avortement, et qui depuis ses premières couches était incommodée par une leucorrhée, se crut d'abord enceinte, parce qu'elle n'avait pas eu ses règles deux fois de suite ; mais comme depuis plusieurs jours elle avait une perte de sang assez considérable par le vagin, survenue à la suite d'une frayeur occasionée par une indisposition grave de son enfant, perte qui durait encore, sans être aussi abondante, et qui était accompagnée de douleurs vagues dans le bas-ventre, dans les lombes et dans la région sacrée, elle renonça tout-à-fait à sa première supposition, et regarda tout cela comme des symptômes d'une maladie organique de l'utérus. Cette idée devint fixe chez elle, et dégénéra en une véritable mélancolie. La gravité de l'état de cette personne et les inquiétudes de son mari engagèrent le médecin traitant à lui proposer de se faire examiner. Appelé pour cet objet, je trouvai, par l'exploration ventrale, la matrice plus volumineuse qu'à l'état de vacuité, et évidemment dilatée; par le vagin, le col de l'utérus alongé et les lèvres du museau de tanche très-gonflées et molles, comme œdémateuses; l'orifice fermé et seulement reconnaissable par une fossette assez superficielle. Je conclus qu'il y avait grossesse, et je proposai, pour prévenir l'avortement, qui était à craindre, l'emploi du charbon pulvérisé, sur quoi l'hémorrhagie cessa et la grossesse poursuivit sa marche ordinaire.

## QUINZIÈME OBSERVATION.

*Grossesse cachée chez une jeune personne, et méconnue
à cause de la concomitance d'un état maladif.*

En 1806 je fus appelé en consultation auprès
d'une servante de vingt et quelques années, dont
les règles étaient supprimées depuis six mois, et
qui était, avec cela, très-maigre, maladive et
cachectique, et avait les pieds enflés, après avoir
joui de la meilleure santé, et généralement d'une
bonne et forte constitution. L'absence de la menstruation fut d'autant moins soupçonnée avoir une
autre cause qu'une maladie, que cette personne
avait servi pendant treize années chez les mêmes
maîtres, qu'elle avait toujours eu une conduite
exemplaire, et qu'outre cela elle était très-reli-
gieuse, raisons pour lesquelles elle était très-
aimée par sa maîtresse et considérée comme un
enfant de la maison. Le médecin ordinaire, un
homme très-estimable, regardait cet état comme
une espèce de chlorose, surtout parce qu'il y
avait en même temps de la dyspnée, une lassitude générale et une bouffissure de tout le corps.
Après l'usage des remèdes qu'il prescrivit, la
sécrétion des urines fut augmentée, la bouffissure générale disparut, seulement le bas-ventre
et les pieds restèrent toujours tuméfiés, et les

règles ne se montrèrent pas. La patiente se plaignait aussi de douleurs dans le ventre et dans la région sacrée, et son extérieur maladif et cachectique resta le même. Son médecin commença alors à soupçonner une maladie de l'utérus, et c'était là ce qui l'avait déterminé à me faire appeler. Après m'être informé de ce qui précède, nous fûmes conduits dans la chambre de la malade, qui était levée et habillée, et avait jusqu'alors toujours fait son service aussi bien qu'elle avait pu. Avec son teint blême, son air souffrant et son corps amaigri, je fus aussitôt frappé de son gros ventre, qui avait tout-à-fait la forme de celui d'une femme enceinte au sixième mois. Je la fis mettre horizontalement sur le lit, et explorai le ventre d'abord par-dessus la chemise, afin d'épargner autant que possible sa pudeur. Dans cette exploration, je trouvai : 1° que le volume du ventre dépendait de la matrice qui était dilatée ; 2° que celle-ci contenait un corps ferme en même temps qu'un liquide ; 3° que ce corps ferme avait les caractères d'un fœtus. Comme je ne pouvais plus douter de l'existence d'une grossesse vraie, je priai les personnes qui se trouvaient dans la chambre de me laisser seul avec la malade. Alors je cherchai à lui faire faire un aveu avec toutes les armes de la persuasion, et en lui promettant de garder le silence et de faire toutes les dispositions nécessaires pour qu'elle pût accoucher avec le plus grand secret; mais ce fut en vain; elle protesta qu'elle n'avait de commerce avec aucun homme, et que, par conséquent, il était de toute impossibilité qu'elle fût enceinte. Il ne me resta plus que d'entreprendre l'exploration vaginale, à laquelle elle consentit, à la vérité sans résister, mais avec répugnance, à ce qu'il me parut. Cette exploration confirma pleinement le résultat de celle du bas-ventre : le museau de tanche avait subi des changemens très-perceptibles, et je trouvai de nouveau un corps ferme et mobile dans l'utérus dilaté. Je n'aurais pas eu besoin de ces nouveaux signes pour être parfaitement convaincu de l'existence de la grossesse, et le médecin ordinaire, auquel je communiquai le résultat de mon examen, fut tout-à-fait de mon avis. Mais que devions-nous dire à la maîtresse de la personne, qui semblait assurée du contraire, et qui me dit en face que quant à ce point-là elle répondait entièrement de cette fille pieuse? Je me bornai alors à déclarer que, la malade étant sûre qu'elle n'était pas enceinte, la matrice devait contenir un corps dont je ne pouvais déterminer la nature, peut-être un polype ou un autre de cette espèce, qui serait expulsé avec des douleurs semblables à celles de l'accouchement. On plaignit la pauvre fille et l'on demanda des médicamens pour elle. Le médecin prescrivit ce qu'il crut pouvoir faire prendre sans nuire à la grossesse, et ce qui était d'ailleurs indiqué par l'état de la malade. Quelques jours après celle-ci se plaignit de flatuosités dans le bas-ventre, et un peu plus tard elle avoua enfin qu'elle s'était exposée à devenir grosse. Comme par cet aveu tous les doutes furent levés, et que l'incrédulité de la bonne dame était vaincue, on fit les dispositions nécessaires pour la crise qui devait survenir, et on confia la patiente à une sage-femme chez laquelle elle accoucha heureusement quelques mois après; mais elle mourut en couches.

---

## SEIZIÈME OBSERVATION.

*Grossesse devenue douteuse par quelques pertes sanguines et autres phénomènes morbides.*

Une dame jeune encore, délicate et très-sensible, qui avait accouché deux fois de jumeaux, et qui, depuis ses dernières couches, était sujette à une leucorrhée et à une telle sensibilité des parties génitales, que chaque émotion, chaque mouvement, et même toute influence inaccoutumée, par exemple, un bain tiède, faisaient naître une perte de sang par le vagin, ou au moins un dérangement dans la menstruation, avait eu pour la dernière fois ses règles le 17 septembre, et se croyait enceinte. A la fin de ce mois elle eut une fièvre rhumatismale légère, avec un catarrhe pulmonaire et des douleurs dans la région sacrée. La fièvre fut bientôt écartée, mais la toux persista; en même temps s'étaient montrées de légères défaillances, des envies de vomir, souvent même des vomissemens de matières muqueuses, surtout dans la matinée, de suite après s'être éveillée. Ces phénomènes existaient encore. Pendant le mois d'octobre les règles ne se montrèrent pas; mais le 10 novembre, commencement de la seconde période menstruelle, elle perdit pendant une heure entière beaucoup de sang liquide, mais sans douleurs. Au moment de ma visite (le 1ᵉʳ décembre) il existait de nouveau depuis quelques jours une perte muqueuse fortement teinte de sang, et la toux était plus forte que jamais, sèche et spasmodique. La personne était pâle, maladive, et avait maigri beaucoup depuis quelques mois, tandis qu'elle avait été forte et fraîche auparavant. Au commencement elle sentait une démangeaison dans les mamelles, qui étaient tant soit peu douloureuses; ce phénomène avait disparu. Il importait beaucoup au médecin qui devait la traiter de savoir si elle était enceinte ou non. En explorant le

bas-ventre, je trouvai dans la région hypogastrique, un peu vers la hanche droite, une tumeur charnue, sphéroïdale, qui ne pouvait être
que la matrice dilatée. Le résultat de l'exploration vaginale fut tout-à-fait conforme à ce que
j'avais senti au bas-ventre : la portion vaginale
molle, gonflée, également à droite et assez élevée;
le reste du col court et au-dessus de lui la matrice
pesante, dilatée, continue avec la tumeur de la
région hypogastrique; tout cela prouvait jusqu'à
l'évidence une grossesse de trois mois. Nous convînmes, le médecin ordinaire et moi, d'employer
le musc contre la toux, comme le symptôme le
plus à craindre par rapport à un avortement,
et, aussitôt qu'elle serait calmée, la poudre de
charbon de bois. J'appris que le musc n'avait pas
produit l'effet que nous en attendions, mais que
l'emploi de la poudre de Dower avait été couronné de succès.

## DIX-SEPTIÈME OBSERVATION.

*Grossesse de sept mois méconnue chez une jeune fille.*

Une dame que je ne connaissais pas m'amena,
le 8 janvier, une jeune demoiselle pâle et maigre
qu'elle me dit être sa fille, et dont elle me raconta
les choses suivantes : « Toujours faible depuis sa

naissance, elle a été menstruée à quatorze ans sans accidens, et toujours régulièrement dans la suite; peu de temps après elle est devenue tout d'un coup forte, fraîche, et a joui d'une très-bonne santé. Cet état florissant a commencé à disparaître depuis l'été dernier, après qu'elle eut eu pour la dernière fois ses règles, le 10 juin. Maintenant elle a souvent des défaillances, surtout dans des endroits où se trouve rassemblé beaucoup de monde, par exemple, à l'église, au théâtre, etc.; des tremblemens, une pesanteur dans les jambes; elle manque d'appétit, devient maigre, faible et triste; son sein n'est plus aussi élevé qu'il l'était, et depuis quelques mois son ventre devient gros et dur; de temps en temps il diminue de nouveau de volume et se ramollit. D'abord elle a perdu un peu de sang par l'anus, puis elle a eu des constipations opiniâtres qui ont déterminé l'apparition de boutons hémorrhoïdaux; maintenant les hémorrhoïdes paraissent être internes, puisqu'on a de la peine à faire pénétrer la canule d'une seringue dans le rectum. Elle ne sent point de douleurs dans le bas-ventre, mais des mouvemens semblables à des ondulations d'un liquide; ce qui a déjà fait penser qu'elle pourrait être hydropique. Le médecin qui a été appelé auprès d'elle a d'abord soupçonné l'existence d'une grossesse; mais, comme il ne

peut pas même en être question, il la traite pour
un engorgement des viscères abdominaux, comme
maladie principale et cause de la suppression des
règles et de l'état hémorrhoïdal. » Elle me montra
les recettes, qui prescrivaient des pilules de plusieurs espèces de gommes-résines et d'extraits
amers, de l'onguent de Guimauve avec de l'Ether
et de l'onguent d'Arthanita, pour des embrocations sur le ventre. Elle ajouta que le médecin
avait aussi parlé de maladie vénérienne, opinion
qu'elle pensait être aussi absurde que la première. Pendant qu'elle me racontait l'histoire de
la maladie de sa fille, je pensai plus d'une fois
involontairement à la possibilité de l'existence
d'une grossesse; car, d'où aurait pu provenir cette
rétention continuelle des règles? Les autres phénomènes parlaient également en faveur de cette
supposition; même la physionomie de la jeune
fille, sa manière de se tenir et sa marche, laissaient entrevoir quelque chose qui indiquait
plutôt une grossesse qu'une maladie dépendante
d'une toute autre cause. Malgré cela, je ne dis
pas un seul mot qui eût pu trahir mes soupçons;
je me permis seulement d'observer à la mère com
bien il était extraordinaire que, chez une jeune
fille qui se portait bien, les règles se fussent
supprimées tout d'un coup sans cause occasionelle évidente, et le fussent resté pendant si long-

temps, et que je ne savais pas d'où provenait le gonflement du bas ventre, puisqu'il n'y avait point d'indices d'une maladie organique de l'utérus. La mère cherchait à expliquer cette énigme, en regardant tous les phénomènes que l'on remarquait comme une suite de la suppression des règles et d'un état hémorrhoïdal, et l'état dans lequel se trouvait sa fille comme une espèce de chlorose. En lui demandant ce qu'elle voulait de moi, si elle n'était venue que pour me consulter, ou si elle désirait que j'examinasse de plus près l'état de la jeune personne, elle me dit sans détour qu'elle tenait à savoir ce que c'était que cette tuméfaction du bas-ventre, parce qu'elle croyait que de cette connaissance dépendait l'espèce de traitement à employer et son résultat probable. Je lui représentai que cela ne devenait possible qu'en examinant scrupuleusement les organes génitaux, examen qu'on ne devait entreprendre chez une jeune fille chaste que quand la nécessité y obligeait, et qu'alors il était plus convenable qu'il fût fait par une sage-femme. Là-dessus elle me répondit que la chose était pressante et ne pouvait plus être remise, parce que sa fille maigrissait toujours, et dépérissait considérablement, qu'elle n'avait aucune confiance dans les sages-femmes, et qu'elle m'autorisait à entreprendre telle espèce d'examen que je jugerais convenable. Après avoir

prié la mère de vouloir bien rester présente à cette
opération, j'invitai la fille à se coucher sur un
canapé; ce qu'elle fit aussitôt et sans signe de mé-
contentement ou de crainte. J'examinai d'abord,
comme je le fais ordinairement, le bas-ventre. Je
trouvai une élévation circonscrite, égale, élastique, de toute la région inférieure et moyenne
du ventre; la région supérieure, au contraire,
était tout-à-fait plate et libre. En enfonçant plus
fortement ma main à la partie supérieure de l'é-
lévation, je rencontrai un corps solide de la consistance de la chair, semblable à un fœtus nageant dans un liquide. Par le vagin, je trouvai,
à la vérité, l'entrée de ce dernier étroite, mais
sans trace d'hymen; le vagin lui-même large, peu
ridé et extraordinairement humide et chaud; le
museau de tanche dirigé fortement en arrière,
et non tangible qu'en causant des douleurs, raison pour laquelle je m'abstins de l'examiner davantage; le segment inférieur de la matrice dilaté
en forme de sac derrière les pubis, mais épais
et spongieux. En poussant le doigt directement
en haut, je sentis un corps rond, mobile et facile à ballotter.

Les résultats étaient tels qu'ils ne laissaient pas
le moindre doute sur l'existence d'une grossesse
de sept mois, et les ondulations ressenties par
la fille n'étaient autre chose que les mouvemens

13.

du fœtus. La mère reçut ma déclaration avec effroi, mais aussi avec confiance. La conduite de sa fille nous resta tout-à-fait incompréhensible, lorsque nous vîmes que, malgré les instances réitérées et les prières amicales de sa mère, elle persistait toujours à dire qu'elle n'avait eu commerce avec aucun homme. Déjà la manière simple et naïve avec laquelle elle avait consenti à se faire examiner était un problème. Oserait-on penser que cette jeune personne ait perdu sa virginité et conçu innocemment et sans le savoir?

---

## DIX-HUITIÈME OBSERVATION.

*Grossesse cachée de huit mois chez une jeune personne non mariée.*

Une dame d'une haute naissance me fit appeler pour me consulter sur l'état de sa femme de chambre, pour laquelle elle prenait les soins d'une mère. Cette fille, âgée de vingt-six ans, grande et maigre, ordinairement bien menstruée, avait depuis neuf mois une suppression des règles, qui était survenue tout d'un coup, disait-on, pendant un voyage en Italie, et à la suite de l'usage immodéré d'alimens à la glace pendant l'époque menstruelle. Elle ne se plaignait que d'une tuméfaction du ventre et des mamelles, qui fut la suite

de cette suppression, et d'un sentiment de flatuosités lorsqu'elle devait avoir ses règles. Le ventre
changeait souvent de forme et de volume, suivant le rapport de la fille; tantôt il était mou et
souple, d'autres fois dur et tendre, souvent inégal
dans certaines régions et gonflé par des gaz. Le
médecin de la maison lui avait ordonné des pilules fondantes et apéritives, principalement pour
lever les constipations dont elle souffrait; des embrocations sur le ventre et des bains tièdes. Jusqu'alors elle n'avait pris qu'un seul bain, qu'elle
n'a pas répété, parce qu'il avait été suivi de douleurs dans la région sacrée. Sa maîtresse, voyant
que son bas-ventre grossissait de jour en jour, la
crut hydropique ou affectée d'une maladie plus
dangereuse encore. Elle me fit appeler pour examiner la malade. Celle-ci avait été préparée à
notre entrevue, et on lui avait enjoint d'être do-
cile. Sur ma demande s'il n'était pas possible que
la personne fût enceinte, on répondit qu'il n'y
avait pas à y penser, parce qu'elle vivait d'une
manière très-retirée, et n'avait aucun commerce
avec les hommes, que de plus elle savait bien
que si elle était grosse, on le lui pardonnerait
volontiers, et qu'on ne la laisserait manquer de
rien. Après ce court entretien, je fus conduit
auprès de la malade, qui parut d'abord effrayée,
mais se soumit volontiers à l'exploration, que

j'entrepris en présence de sa maîtresse; je crus
superflu de lui adresser auparavant un grand
nombre de questions, qui n'eussent abouti à rien,
puisqu'elle voulait cacher son état. Pour opérer
plus commodément, je la fis mettre sur un canapé et en supination. Je trouvai le ventre très-
élevé et distendu jusqu'à l'épigastre, mais élastique, indolent, et aux environs de l'ombilic des
parties d'un fœtus nageant dans un liquide. Je
voulus ensuite la toucher par le vagin, mais à
chaque tentative que je fis pour introduire mon
doigt, elle jeta des cris; alors je la priai de se
lever et de se mettre debout contre un meuble
solide. Aussitôt que je fus arrivé à la hauteur de
la symphyse pubienne, je rencontrai un corps
dur, pesant, qui était la tête du fœtus. Sans dire
un mot, je suivis la dame dans son cabinet, où
je lui déclarai que sa femme de chambre accoucherait sous peu de temps; elle me crut difficilement. Je lui laissai le soin de s'en faire faire
l'aveu, en lui disant toutefois de ne pas négliger
de prendre les mesures qu'elle jugerait nécessaires.

# DIX-NEUVIÈME OBSERVATION.

*Soupçon d'une grossesse extra-utérine, à cause de cer-
taines anomalies remarquées dans le cours d'une grossesse ordinaire.*

La femme d'un banquier, qui avait accouché
trois fois naturellement, et qui se trouvait dans
le huitième mois de sa quatrième grossesse, souffrait depuis trois mois des douleurs dans le bas-
ventre qui semblaient être rhumatismales et qui
se concentraient tantôt dans la région du diaphragme, tantôt dans le côté droit, quelquefois
dans la poitrine; à cela se joignaient souvent une
légère fièvre avec soif, de l'anorexie, un sommeil
interrompu, etc. Cet état devenait plus suppor-
table quand la malade était couchée. Lorsqu'elle
se relevait, tous les symptômes s'aggravaient, et
alors elle ressentait particulièrement une pression
douloureuse dans les régions pubienne et iliaque
gauche; elle ne pouvait pas non plus se coucher
sur le côté gauche : du reste cette femme était
délicate, maigre et âgée de vingt et quelques
années. On avait déjà employé différens moyens
pour la soulager, entre autres deux saignées générales. Elle avait un dégoût insurmontable pour
les médicamens : aussi n'avait-on employé que
des topiques, tels que fomentations, vésicatoires

lavemens, etc.; elle aimait beaucoup l'eau fraîche, et chaque fois qu'elle en avait bu, elle se sentait restaurée. Jusqu'alors on n'avait remarqué aucun incident particulier, si l'on excepte une tristesse mélancolique dès les premiers temps de la grossesse. La marche toute particulière de celle-ci en comparaison des précédentes, la singularité des phénomènes morbides qui l'accompagnaient, et l'inefficacité des moyens qui avaient été mis en usage, firent soupçonner à la fin, au médecin ordinaire, l'existence d'une grossesse extra-utérine. Je fus appelé pour décider la chose : l'exploration abdominale et celle par le vagin ne m'apprirent rien qui pût fortifier ces soupçons; je trouvai, au contraire, la matrice dans la même disposition que dans une grossesse ordinaire; je sentis même la tête du fœtus, que je pus ballotter. Je déclarai donc que la grossesse était utérine. Je conseillai des bains tièdes et un bandage de corps. Cette femme accoucha à terme et heureusement.

---

## VINGTIÈME OBSERVATION.

*Grossesse de deux mois devenue douteuse par des signes négatifs fournis par l'exploration. Avortement.*

L'épouse d'un jeune médecin, agée de vingt et quelques années, petite, d'un tempérament bilieux, portant une maladie chronique du foie, croyait être au troisième mois de sa troisième grossesse, lorsque, après un sentiment de froid qui avait duré deux jours, elle eut une perte de sang par le vagin, qui n'était accompagnée que de quelques douleurs dans la région sacrée, comme pendant la période menstruelle. Le sang qu'elle perdait était fluide, mais épais et foncé en couleur; l'écoulement n'était pas considérable ni continu; durant la nuit, elle ne perdait pas du tout. Elle se plaignait en même temps d'anxiété et d'un grand abattement; du reste elle était bien. Ses règles, qui, hors du temps de la grossesse, se montraient toujours à l'époque ordinaire, avaient manqué trois fois de suite, et dans cet intervalle, elle avait éprouvé des faiblesses. Ces phénomènes permettaient à peine de douter de l'existence d'une grossesse, et l'hémorrhagie et les douleurs qui étaient survenues annonçaient un avortement. Je demandai la permission de toucher : je trouvai le vagin lubréfié par du sang gluant, comme vers la fin d'une époque menstruelle, et la matrice entière tellement enfoncée dans le petit bassin, que je pus l'explorer dans tout son contour; elle était plus grande qu'à l'ordinaire, mais rien moins que dilatée, comme au troisième mois d'une grossesse; sa paroi antérieure était un peu bombée, mais elle avait conservé sa forme triangulaire et la consistance qu'elle a dans l'état de vacuité. Par l'exploration simultanée, abdominale et vaginale, je n'en trouvai pas de trace au-dessus des pubis; ce qui indiquait que son fond était peu dilaté, et l'organe entier profondément situé. La portion vaginale était épaisse et molle, les lèvres du museau de tanche d'une longueur égale, un peu gonflées, formant un rebord circulaire; l'orifice entr'ouvert, le reste du col court et tuméfié. Je reconnus dans tout cela les précurseurs d'un avortement; mais la petitesse et la fermeté du corps de l'utérus m'induisirent tellement en erreur, que je crus pouvoir attribuer les changemens qu'avait subis le col et la turgescence de la paroi antérieure, à une rétention des règles, et cette rétention elle-même à la maladie du foie. Ce raisonnement théorique occupait mon esprit au point que je n'osai pas me prononcer sur l'état de cette jeune femme. Je conseillai néanmoins tout ce que l'on prescrit ordinairement quand un avortement est imminent; mais on n'observa pas tout pour d'autres motifs. Lorsque l'écoulement sanguin eut continué pendant deux jours sans interruption, d'une manière modérée et sans douleurs, la femme ressentit dans la nuit qui suivit, après un sommeil calme, tout d'un coup des douleurs intermittentes dans la profondeur du bassin et vers le rectum, et l'écoulement sanguin devint

plus abondant. Une heure et demie après, une
masse charnue fut expulsée : c'était un œuf entier à peu près de la forme et du volume d'une
montre très-convexe ; le chorion était déchiré à
la partie inférieure vers sa petite extrémité ; à
celle opposée se trouvaient des portions de placenta sous forme de languettes charnues, que l'on
voyait avoir été séparées violemment de l'utérus
auquel elles avaient adhéré. Lorsque nous l'eûmes
ouvert, il s'en écoula environ une once et demie
de sérosité trouble. Le fœtus, qui avait à peu
près deux pouces de longueur, était frais et très-
bien conformé. Les membres étaient déjà assez
grands, le bas-ventre fermé ; une petite portion
d'intestins était engagée dans l'extrémité abdominale du cordon. A peu de distance de là on apercevait la vésicule ombilicale arrondie, du volume
d'un gros pois, remplie d'une sérosité jaunâtre.
J'évaluai l'âge du fœtus à huit ou dix semaines.
L'accouchée ne souffrait pas et ne présentait qu'un
pouls légèrement fréquent. En l'examinant, je
trouvai la matrice plus élevée qu'auparavant, la
portion vaginale molle, pendante, l'orifice un peu
entr'ouvert, et bouché par un caillot de sang,
qui paraissait adhérer à des lambeaux membraneux, ce qui me fit croire qu'il restait encore quelques portions de membranes et de placenta dans
l'utérus. En effet, trois jours après, un paquet assez

volumineux, enveloppé dans du sang noir, fut
expulsé avec des douleurs intermittentes peu
fortes et sans perte remarquable. Deux jours
après suivit une autre portion. Depuis ce moment, la femme commença à bien se porter, et
l'écoulement lochial ne fut pas plus abondant
qu'à l'ordinaire.

---

## VINGT-UNIÈME OBSERVATION.

*Illusion sur une grossesse de six mois chez une femme
âgée qui avait accouché plusieurs fois.*

Une femme de quarante-deux ans, assez corpulente, originairement forte, mais dans la suite
très-affaiblie par des maladies, beaucoup d'accouchemens et plusieurs pertes utérines, d'un teint
pâle, n'avait pas vu de règles pendant sept mois,
et quoique le bas-ventre augmentât régulièrement de volume, et qu'elle y ressentît des mouvemens bien caractérisés, elle ne crut pas être enceinte, parce qu'elle trouvait impossible qu'à son
âge, et étant continuellement malade, elle pût le
devenir. Deux ans auparavant, j'avais déjà examiné cette personne, sur la demande de son médecin, qui soupçonnait chez elle une maladie de
l'utérus, dont l'existence ne fut pas confirmée.
Dans la suite, elle était devenue enceinte pour la
treizième fois, et avait perdu beaucoup de sang

lors de ses couches, au point qu'elle ne se rétablit que difficilement. En 1816, elle fit un avortement au troisième mois de la quatorzième grossesse (elle avait déjà avorté trois fois), qui entraîna
une grande faiblesse et une fièvre nerveuse. Elle
regardait la nouvelle suspension des règles et les
douleurs spasmodiques qu'elle ressentait souvent
dans le bas-ventre et dans la région sacrée, le
gonflement œdémateux des pieds et la leucorrhée abondante dont elle était affectée et qu'elle
n'avait jamais eue auparavant, comme des signes
de l'âge de retour, et non de grossesse. Son médecin fut de la même opinion, mais il voulut
qu'elle se fît examiner. Elle ne remarquait aucun
changement à son sein, et avait peu d'appétit, en
comparaison de ce qu'il avait été dans ses grossesses précédentes. Elle sentait bien quelques mouvemens dans le ventre, mais elle les attribuait à
des gaz. En l'explorant couchée sur le dos, je
trouvai l'abdomen médiocrement dilaté, mou
et lâche, renfermant une tumeur circonscrite,
ferme, qui s'élevait au-dessus de l'ombilic, et
avait tous les caractères de l'utérus en état de
grossesse. Cependant il me fut impossible de rencontrer quelque chose du fœtus; ce qui me paraissait dépendre en partie de la présence d'une
grande quantité d'eau de l'amnios et d'une raréfaction extraordinaire du tissu de la matrice. Par

le vagin je n'atteignis que difficilement la portion
vaginale du col, que je trouvai dirigée à gauche,
les deux lèvres du museau de tanche gonflées, le
col raccourci et le segment inférieur dilaté. J'explorai ensuite la femme debout, pensant trouver
plutôt quelque partie du fœtus. Dans cette position, le ventre était tendu et élastique ; il se forma
une obliquité antérieure qui fut cause que je n'arrivai pas jusqu'au col de l'utérus, moins encore
au segment inférieur.

Quoique le signe positif de la grossesse me
manquât, c'est-à-dire la perception du fœtus,
je n'hésitai pas un seul moment à déclarer cette
femme enceinte de six mois, parce que tous les
autres phénomènes locaux le démontraient d'une
manière évidente. Mon jugement fut confirmé ;
elle accoucha d'un enfant qui n'était pas tout-à-
fait à terme, et mourut peu de jours après d'une
péritonite puerpérale.

---

## VINGT-DEUXIÈME OBSERVATION.

*Grossesse obstinément démentie, à cause d'une différence
dans ses phénomènes, chez une femme qui avait eu
plusieurs enfans.*

Une femme de trente ans passés, très-vive et ir-
ritable, d'une petite stature, d'une bonne constitution, mais délicate, à yeux et cheveux foncés,

qui avait accouché sept fois, n'avait pas vu ses
règles deux fois de suite : on pouvait soupçonner
chez elle une grossesse. Mais à plusieurs reprises
ses règles avaient manqué, sans que pour cela elle
eût été enceinte; une fois même, pendant cinq
périodes consécutives. A l'exception de quelques
légers accès d'hystérie et d'une jaunisse avec douleur au foie, dont elle avait été affectée plusieurs
années auparavant, et dont elle avait été entièrement guérie, elle s'était toujours bien portée;
mais depuis plusieurs semaines, elle était sujette
à des vomissemens fréquens, qu'on n'avait pu faire
cesser par aucun moyen connu. L'eau à la glace
seule et à petites doses, conseillée par un médecin renommé, qui soupçonnait une grossesse de
jumeaux, en même temps qu'une diète végétale
sévère, et de l'eau pure pour boisson, ou rien que
de l'eau, dans le cas où aucun aliment n'eût été
supporté, avait produit quelque soulagement;
mais on se désista bientôt de ce moyen, soit que
l'on craignît des coliques, soit qu'elles fussent
même survenues. Un second médecin, qui fut ensuite appelé, ordonna des remèdes antiphlogisti-
ques et fondans. Enfin, quelques jours après, on fit
venir un troisième consultant. Les vomissemens,
ordinairement muqueux et bilieux, étaient accompagnés de beaucoup d'efforts, et les matières
vomies parfois teintes de sang; il y eut des jours où

le vomissement se renouvelait jusqu'à vingt fois, et où la malade ne pouvait pas prendre le moindre aliment; elle avait de plus une toux suffocative, un ptyalisme incommode et une soif intense; des constipations, des urines rares, rouges et saturées, quelquefois jaunes et colorant le papier blanc; enfin, elle était tourmentée par une insomnie absolue. Le dernier médecin qu'on avait choisi eut de suite recours aux antispasmodiques. Dans la consultation à laquelle j'assistai, les vomissemens furent attribués à une inflammation du foie avec congestion dans le système de la veine-porte, parce que les régions épigastrique et hypochondriaque droite étaient douloureuses, et l'on chercha à éloigner tout soupçon de grossesse. En réponse aux questions que j'adressai à la malade, elle me dit qu'elle était ordinairement bien menstruée, hormis les rétentions auxquelles elle était parfois sujette; que chaque fois qu'elle était devenue enceinte, elle avait perdu aussitôt ses règles; que les vomissemens modérés étaient des phénomènes ordinaires de ses grossesses, mais qu'elle n'avait jamais salivé. D'autres motifs qui l'engageaient à croire qu'elle n'était pas grosse, furent qu'elle ne ressentait aucune turgescence dans les mamelles, qu'elle n'avait point de varices aux jambes; en un mot, qu'elle n'éprouvait pas les mêmes sensations que dans ses grossesses précédentes. Je lui trouvai les yeux vifs et étincelans, les pommettes colorées, le pouls fréquent et vibrant, mais égal, la peau chaude et sèche, et beaucoup de soif. Le bas-ventre était plat, enfoncé même, tendu et presque dur par la contraction des muscles qui en forment l'enceinte, principalement des muscles droits. La région du foie était sensible à une forte pression, mais non douloureuse ni tuméfiée; la région épigastrique seule ne pouvait supporter une pression très-légère sans douleur, et celle-ci se dirigeait vers la région du cœur. Comme il importait extrêmement de savoir si la malade était grosse ou non, je ne pus m'en tenir seulement à l'examen du bas-ventre; j'entrepris par conséquent de toucher par le vagin. Je trouvai la portion vaginale du col de l'utérus molle, assez élevée et à droite; le col proprement dit et le corps ne pouvaient pas être bien examinés; mais, lorsque j'enfonçai mon autre main dans la région hypogastrique, je rencontrai le fond de la matrice dilaté et saillant au-dessus du pubis droit; cette perception était moins distincte qu'à l'ordinaire, à cause de la tension de la paroi abdominale. J'en inférai l'existence d'une grossesse; mon avis fut alors qu'il fallût surtout appaiser l'irritation et l'état presque inflammatoire du système artériel, quand même on admettrait que cet orgasme provînt originellement d'une irrita-

14

tion nerveuse qui fût basée sur l'existence de la grossesse ; ce qui me paraissait le plus problable, et sur quoi je fondai l'espoir d'une issue heureuse. Dans cette vue, je proposai d'abord un traitement plus antiphlogistique, et même des saignées générales et des lavemens laxatifs, pour faire renaître le mouvement péristaltique des intestins. J'avertis du danger de l'usage de beaucoup de médicamens et surtout des antispasmodiques. Le médecin consultant se rangea à mon avis, mais le médecin ordinaire ne partagea pas notre manière de voir ; il partait toujours de l'idée d'une maladie du foie, et, comme il avait employé jusqu'alors sans succès la Valériane, et d'autres médicamens semblables, il proposait de faire appliquer des cataplasmes sur la région hypochondriaque droite, et de prescrire les lavemens de Kæmpf. De mon côté, je faisais provenir les douleurs de la région précordiale, des contractions convulsives du diaphragme pendant les vomissemens ; j'étais même disposé à croire que les vibrations du cœur, qui se trouve dans un rapport intime avec le diaphragme, n'avaient point d'autre source, à moins que le spasme ne provînt originairement du plexus soléaire, et ne se communiquât immédiatement au cœur lui-même. Il me semblait que l'art était beaucoup trop actif, qu'au lieu d'un tas de médicamens, la malade avait besoin d'une diète convenable, et que, comme l'a dit le médecin judicieux consulté en premier lieu, il fallait d'abord donner à cet organisme, devenu très-impressionable, la substance la plus indifférente de toutes, l'eau simple.

Environ trois semaines après, je fus de nouveau appelé en consultation ; le médecin ordinaire était absent ; je ne trouvai que le consultant qui avait partagé ma manière de voir. La position de la malade était sensiblement plus mauvaise, quoique, pris en général, son état n'eût pas changé, et que quelques symptômes fussent même amendés. Les vomissemens étaient plus rares, et la malade pouvait prendre un peu de nouriture, le ptyalisme avait diminué, mais la sécrétion muqueuse de la trachée artère était abondante et incommode. L'éréthisme du système circulatoire était toujours le même, seulement le pouls était moins fort; le cœur ne battait pas outre mesure, mais l'aorte abdominale aussi fortement que si elle avait été anévrismatique. L'amaigrissement de tout le corps était effrayant, la faiblesse musculaire très-grande, mais l'œil et la parole montraient toujours beaucoup d'exaltation. Le ventre était libre; il y avait même diarrhée muqueuse avec beaucoup de ténesme; une soif intense tourmentait la malade, quoique la langue fût humide; la peau était aride et sale comme une momie; une rougeur foncée à la région sacrée et aux fesses dénotait une inflammation lente avec tendance au sphacèle ; à la région hypogastrique je distinguai facilement la matrice élevée au-dessus du pubis et dirigée un peu à droite ; néanmoins la malade ne voulait rien savoir d'une grossesse ; elle devenait chagrine et se fàchait quand on lui en parlait. Elle en appelait toujours à la différence des sensations qu'elle éprouvait et à l'absence de ses règles sans grossesse. Malheureusement le médecin ordinaire n'y crut pas non plus et continua à la tourmenter avec les médicamens les plus repoussans ; depuis quelques jours il lui faisait prendre des anthelmintiques amers, parce qu'il voulait avoir aperçu des ascarides dans les selles. Il était impossible de ne pas prévoir que cet état amènerait infailliblement et dans peu de temps la mort ; car l'éréthisme continuel du système sanguin consumait l'organisation bien plus vîte qu'elle ne pouvait être renouvelée par le peu d'alimens que prenait la malade. Nous fondions encore quelque faible espérance sur la possibilité de la cessation des accidens après la révolution de la première moitié de la grossesse. Nous crûmes surtout devoir recommander qu'on ne fît usage que de médicamens agréables et à petites doses. Nous conseillâmes de faire prendre à la malade de temps en temps quelques alimens nourrissans et de facile digestion, mais peu à la fois ; enfin, nous désirions qu'on la mît dans un bain tiède, d'autant plus qu'elle le demandait, et qu'on continuât ce moyen en y ajoutant du lait, s'il était bien supporté. Sur les rougeurs qui étaient le résultat du décubitus, nous fîmes appliquer de suite de l'alun dissous dans du blanc d'œuf.

Depuis ce moment je ne vis plus la malade; je dois la suite de cette observation, ainsi que le résultat de l'autopsie cadavérique, à l'obligeance du médecin consultant. Elle fut dans la suite très-indocile, refusa presque tout médicament et satisfit son appétit renaissant en prenant peu d'alimens, à la vérité, mais dont les qualités ne convenaient nullement à son état; elle se refroidit journellement en voulant se débarrasser du sentiment de chaleur qui l'incommodait, etc. Les vomissemens devinrent plus rares, elle eut aussi un peu de sommeil, mais la toux resta toujours très-fatigante et fut accompagnée d'une expectoration muqueuse, gluante. Les forces vitales tombèrent de jour en jour; de temps en temps il y eut un peu de délire; la parole devint embarrassée et souvent à peine intelligible. Enfin elle mourut un mois après que je l'eus vu pour la première fois. Le cadavre ressemblait à un squelette. A l'autopsie on trouva les muscles denses comme du cuir; le parenchyme des poumons gorgé de sang et pesant; le cœur ne présentait rien de particulier; les veines étaient presque partout variqueuses; on en apercevait même sur la muqueuse de l'estomac; le pancréas était plus volumineux qu'à l'ordinaire, divisé en cellules remplies d'une matière blanche, crétacée, dure dans quelques endroits, dans d'autres molle, pâteuse comme du plâtre délayé dans de l'eau; le foie était un peu hypertrophié; la vésicule du fiel et la rate étaient naturelles; le canal intestinal avait une couleur ardoisée; la matrice renfermait deux jumeaux très-frais et bien conformés, d'environ quatre mois.

Il est indubitable que dans ce cas la mort a été la suite d'un orgasme vraiment inflammatoire, qui, semblable à un feu actif, a consumé peu à peu toute l'organisation. Je ne sais à quoi attribuer la transformation organique du pancréas. La maladie de cet organe existait-elle depuis long-temps, ou n'a-t-elle commencé que depuis la grossesse, à la suite de la sécrétion abondante de la salive et du suc pancréatique, et de la tendance générale à la solidification? Sous le rapport obstétrical, cette observation est très-intéressante; elle apprend que chez des femmes multipares, une grande différence des phénomènes de la grossesse, qui ne peut être rapportée à la différence du sexe du fœtus, doit faire présumer l'existence de jumeaux; que, dans des cas de cette nature, ce qu'il y a de morbide et de destructif provient de la quantité d'excitant, qui, suivant qu'il irrite davantage le système nerveux ou le système sanguin, fait mourir tantôt par des convulsions et tantôt par un éréthisme inflammatoire [1].

---

[1] Je suis loin de partager les opinions de l'auteur chaque fois qu'il raisonne d'une manière aussi peu claire. J'aime mieux ne pas faire de suppositions que d'en faire de peu probables et de contraires à la saine physiologie. Quant aux observations que renferme cette seconde division, elles sont toutes intéressantes, et font voir comment on doit s'y prendre pour arriver à la connaissance de l'existence d'une grossesse vraie, quels sont les signes principaux qui y conduisent, comment on doit les rechercher, et ce qui nous les fait reconnaître; elles apprennent qu'il ne faut pas se laisser induire en erreur par la différence que l'on remarque dans les phénomènes d'une grossesse subséquente chez une femme qui a déjà accouché, et que, tout en tenant compte des différens états maladifs qui peuvent compliquer une grossesse, il ne faut pas toujours leur attribuer les phénomènes morbides que l'on remarque.

Dans la détermination de tout état de grossesse apparente, on doit toujours se rappeler les changemens qu'éprouvent les organes génitaux par la grossesse véritable ou par des maladies. Il est de plus nécessaire de connaître les nombreuses exceptions à la règle générale de ces développemens, et qui peuvent tromper si facilement l'opérateur, comme le font voir les observations de ce recueil. Dans aucun livre l'exemple n'est aussi bien réunis là la théorie que dans celui-ci.

(*Note du traducteur.*)

FIN.

# TABLE DES MATIÈRES.



## PREMIÈRE DIVISION.

*Grossesses apparentes démontrées non existantes, ou du moins pas confirmées par l'exploration.*

### A. ÉTATS HYDROPIQUES.



### B. OBÉSITÉ DANS UN AGE AVANCÉ.

### D. ALTÉRATIONS ORGANIQUES DE LA MATRICE.



### E. ÉTATS HYSTÉRIQUES.



### F. ILLUSION PURE.

### G. ÉTATS IMPOSSIBLES A DÉTERMINER.



# DEUXIÈME DIVISION.

*Grossesses révoquées en doute, méconnues, cachées, reconnues existantes par l'exploration.*

Page

FIN DE LA TABLE DES MATIÈRES.